Antidepressiva und Lithium
in der Praxis
Volker Faust

D1641356

Herrn Professor Dr. Günter Hole gewidmet

Psychiatrie für
den Praxisalltag

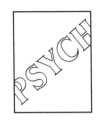

Herausgegeben von
Volker Faust

Antidepressiva
und Lithium
in der Praxis

Volker Faust

Unter Mitarbeit von
Helga Baumhauer und Manfred Wolfersdorf

Im Anhang tabellarische Übersichten
zu Schmerztherapie
und Depressionsbehandlung

 Hippokrates Verlag Stuttgart

CIP-Kurztitelaufnahme der Deutschen Bibliothek

Faust, Volker:
Antidepressiva und Lithium in der Praxis : im Anh. tabellar.
Übersichten zu Schmerztherapie u. Depressionsbehandlung /
Volker Faust. Unter Mitarb. von Helga Baumhauer u. Manfred
Wolfersdorf. – Stuttgart : Hippokrates-Verl., 1988
(Psychiatrie für den Praxisalltag)
ISBN 3-7773-0901-X

Anschrift der Autoren:

Prof. Dr. med. Volker Faust,
Leiter des Bereichs Forschung und Lehre,
Oberarzt der Akutpsychiatrie II

Apothekerin Helga Baumhauer,
Leiterin der Klinikapotheke

Dr. med. Manfred Wolfersdorf,
Leiter des Bereichs Depressionen

PLK Weißenau
Abt. Psychiatrie I der
Universität Ulm
7980 Ravensburg-Weißenau

ISBN 3-7773-0901-X

© Hippokrates Verlag GmbH, Stuttgart 1988

Jeder Nachdruck, jede Wiedergabe, Vervielfältigung und Verbreitung, auch
von Teilen des Werkes oder von Abbildungen, jede Abschrift, auch auf foto-
mechanischem Wege oder im Magnettonverfahren, in Vortrag, Funk, Fern-
sehsendung, Telefonübertragung sowie Speicherung in Datenverarbeitungs-
anlagen, bedarf der ausdrücklichen Genehmigung des Verlages.

Printed in Germany 1988. Grundschrift: 9/10,5 Times (System Autologic).
Satz und Druck: Druckerei Schäuble, Stuttgart.

Inhaltsverzeichnis

Geleitwort

Depressive Zustände nehmen zu und/oder werden häufiger als solche erkannt. Man geht heute davon aus, daß in der Klientel des Allgemeinarztes in etwa jedem dritten bis vierten Fall mit einer psychischen Störung zu rechnen ist. Der Anteil depressiver Zustände im speziellen variiert zwischen 10 und 23 %. Das heißt, daß etwa jeder sechste Patient, der seinen Hausarzt konsultiert, an depressiven Verstimmungen unterschiedlicher Intensität leidet. Schätzungen und Analogieschlüsse über den Anteil in nichtpsychiatrischen Kliniken, vor allem auf inneren und chirurgischen Abteilungen, gehen noch über diese Prozentangaben hinaus.

Das besagt: Auch der Nichtpsychiater hat häufig mit psychisch Kranken zu tun – und zwar mehr, als er vermutet. Und: Bei einem nicht geringen Teil bleibt ihm der seelische Hintergrund offenbar verborgen.

Das ist bei der Vielzahl möglicher Krankheitsbilder, mit denen sich vor allem Allgemeinärzte und Internisten täglich konfrontiert sehen, nicht verwunderlich. Trotzdem kommt der niedergelassene und klinisch tätige Kollege nicht darum herum, die offenbar wachsende Flut depressiver Zustände rasch zu erkennen, differentialdiagnostisch abzusichern sowie adäquat und konsequent zu behandeln.

Dem versuchen vorliegende Ausführungen für den therapeutischen Bereich Rechnung zu tragen. Denn die heutigen Behandlungsmöglichkeiten, insbesondere die modernen Antidepressiva, ferner sozio- und psychotherapeutische Verfahren ermöglichen eine durchaus erfolgreiche Therapie.

Doch während die Behandlung mit Tranquilizern in den letzten Jahren eine unkritische Indikations-Ausweitung erfahren hatte, ja sogar teilweise als Antidepressiva-Ersatz propagiert wurde, sind die eigentlichen Antidepressiva eher zurückhaltend, kritisch oder gar skeptisch beurteilt worden. Die Gründe dafür sind vielschichtig und haben erst in letzter Zeit einer realistischen Einschätzung Platz gemacht. Dies ist zu wünschen – nicht zuletzt im Interesse der betroffenen Patienten. Denn eine antidepressive Wirkung kommt nur den Antidepressiva zu. Die möglichen Begleiterscheinungen, die jedem wirkungsvollen Medikament eigen sind, dürfen nicht dazu verleiten, zu vordergründig problemloseren Kompromissen zu greifen, die – wie man inzwischen weiß – bei unkritischer Langzeitverordnung nicht ohne Risiko und dazu noch von ihrer antidepressiven Aufgabe her überfordert sind.

Mögen Depressionen absolut oder nur durch verbesserte Diagnostik zunehmen, wenn wir gelernt haben, die gesamte Palette therapeutischer Möglichkeiten zu nutzen, wird gerade dieses so gefürchtete oder zermürbende Leiden einen Großteil seines Schreckens verlieren.

Ravensburg-Weißenau im Frühjahr 1988

Der Herausgeber

1. Einleitung

Depression und öffentliche Meinung: »Welche seelische Erkrankung hat nach Ihrer Ansicht die schlimmsten Folgen?« Diese Frage wurde im Rahmen einer sozialpsychiatrischen Studie sowohl klinisch Gesunden als auch hospitalisierten psychisch Kranken gestellt.

Die Antwort ist eindeutig: Das seelische Leiden mit den gravierendsten Folgen ist die Depression. Sie beunruhigt mit Abstand sowohl Gesunde als auch Patienten am meisten – z.T. weit vor Rauschdrogensucht, Alkoholkrankheit, Schizophrenie, Neurose, Medikamentenabhängigkeit, altersbedingtem Abbau der Persönlichkeit, Charakterstörung, psychosomatischen Leiden usw. Sie ist auch jene Störung, die man am ehesten mit einer organischen Krankheit tauschen würde, selbst wenn diese als folgenschwer eingestuft wird.

Transkulturelle Aspekte: In allen Kulturen und wahrscheinlich auch bei allen Menschen gibt es die Bereitschaft, auf einen schwerwiegenden Verlust mit Trauer zu reagieren. Niedergeschlagenheit und Schwermut sind allgemeine Möglichkeiten menschlichen Erlebens und weitgehend überkulturell verständlich.

Soweit beurteilbar, kommen auch in allen Kulturen phasische depressive Zustände vor. Dabei irritierten früher jedoch erhebliche Häufigkeitsunterschiede: So wurden Depressionen in Schwarzafrika, Indonesien und auch in der Volksrepublik China nur selten diagnostiziert. Dies betrifft jedoch lediglich die Krankenhausaufnahmen. Stichproben aus der Bevölkerung ergaben Zahlen, die den europäischen nahekommen. Das bedeutet, daß Depressionen in manchen Erdteilen lediglich seltener hospitalisiert und daß die Zustandsbilder kulturabhängig ausgestaltet werden.

Es scheint jedoch, daß depressive Zustände im mitteleuropäischen Kulturkreis öfter einen schwereren Verlauf nehmen, eine ausgeprägtere psychische Symptomatik und eine stärkere Suizidneigung zeigen als in den sogenannten

Entwicklungsländern. Dort dominiert die eher vegetativ-körperliche Ausdrucksweise. Auch verfügt man wahrscheinlich in solchen eher traditionsbestimmten agrarischen Gesellschaften über mehr Sicherungen, entsprechende Verstimmungszustände aufzufangen.

Doch depressives Kranksein muß auch bei uns kein unabänderliches Schicksal mehr bedeuten. Die heutigen Behandlungsmöglichkeiten, insbesondere die modernen Antidepressiva, ferner sozio- und psychotherapeutische Verfahren ermöglichen eine durchaus erfolgreiche Therapie. Voraussetzung ist allerdings die rechtzeitige Diagnosestellung und das richtige Behandlungskonzept.

Nachfolgend deshalb eine Übersicht über die wichtigsten pharmakotherapeutischen Möglichkeiten, aber auch über Vorsichtsmaßnahmen und Grenzen der heute verfügbaren Antidepressiva und Lithiumsalze.

Zuvor jedoch ein einleitender kurzer Überblick zu Definition, Klassifikation und Gesprächsführung bei Depressionen.

Definition – Symptomatik – Häufigkeit

Begriff: Depression kommt vom lateinischen deprimere = herunterdrücken, unterdrücken und bezeichnet damit seit jeher eine Minderung und Beeinträchtigung psychischer Funktionen.

Definiton: Eine Depression ist ein Syndrom, das sich in unterschiedlicher Intensität zusammensetzt aus psychischen, psychomotorischen sowie somatischen Symptomen:

Psychische Symptome: bedrückt, niedergeschlagen, trostlos, quälend schwermütig; überdrüssig, lustlos, freudlos, genußunfähig; energielos, passiv, schwach, kraftlos, leicht und rasch erschöpfbar, ohne Initiative, Schwung und Antrieb, willenlos, matt, apathisch; innerlich unruhig, gespannt, getrieben, anklammernd; mutlos, verzagt, ratlos, schwernehmend, pessimistisch, hoffnungslos, destruktiv, fatalistisch; unsicher, voller Minderwertigkeitsgefühle, ängstlich, empfindlich, leicht kränkbar, aber auch vorwurfsvoll, reizbar, mißgestimmt, aufbrausend, aggressiv bzw. feindselig; Merk- und

Konzentrationsstörungen, vergeßlich, entschlußunfähig, Grübelneigung; Schuldgefühle, Beziehungsstörungen, Verarmungsideen, hypochondrische Befürchtungen, paranoide Fehldeutungen, Entfremdungserlebnisse; Absterben aller Gefühle, Gefühl der Gefühllosigkeit, wie leer, versteinert, ausgebrannt, »körperlich« traurig u. a.

Psychomotorische Symptome: depressive Antriebsstörungen (s. o.), die entweder als Plus-Symptomatik, z. B. motorische Unruhe, innere Getriebenheit oder Minus-Symptomatik, d. h. Antriebshemmung bis zum Stupor auftreten können.

Somatische Symptome: Störungen im Bereich von Schlaf, Appetit, Magen-Darm-Trakt, Herz, Atmung, Kreislauf, Muskulatur- und Skelettsystem, Sexualität, Augen, Zähnen, HNO u. a.

In der Mehrzahl der Fälle klingt das depressive Zustandsbild ab. Es kann jedoch erneut auftreten. Ernstere Folgestörungen der Persönlichkeit sind nicht zu erwarten.

Häufigkeit: Depressionen nehmen zu und/oder werden häufiger als solche erkannt. In letzter Zeit hat man von psychiatrischer Seite aus wiederholt die Klientel von Allgemeinärzten untersucht. Dabei wurde in etwa jedem vierten bis dritten Fall eine psychische Störung diagnostiziert. Der Anteil depressiver Zustände im speziellen variierte zwischen 10 und 23 %.

Man geht davon aus, daß etwa jeder sechste bis zehnte Kranke, der seinen Hausarzt konsultiert, an depressiven Verstimmungen unterschiedlicher Intensität und Genese leidet.

Klassifikation

Trotz unterschiedlicher Anschauungen und sogar Terminologie läßt sich zwischen den tonangebenden psychiatrischen Schulen eine gewisse Übereinstimmung erkennen. Zwar ist die Klassifikation heute mehr denn je im Fluß, doch hat sich im großen und ganzen eine praxisbezogene globale Einteilung bewährt. So differenziert man heute in folgende Depressionsformen:

Psychogene Depressionen: Ausgelöst durch nachvollziehbare »Schicksalsschläge« oder entsprechende Anlässe. Im einzelnen:

Reaktive Depression: traurige oder ängstliche Verstimmungszustände, verursacht durch ein äußerliches, schmerzliches Ereignis. Vom Inhalt her stets um dieses Erlebnis zentriert. Meist handelt es sich um Liebesenttäuschungen, Todesfälle, Stellenverlust, Zurücksetzung, Partner- oder Wertverlustprobleme. – *Dauer:* Stunden bis Monate. Fließende Übergänge von der normalen Trauer bis zur schweren depressiven Reaktion sind möglich. Abgrenzungsschwierigkeiten finden sich gegenüber der neurotischen Depression (s. u.).

Neurotische Depression: Störungen der psychischen Erlebnisverarbeitung, bewirkt durch ganz oder teilweise verdrängte Konflikte. Entscheidend ist das Zusammenspiel einer neurotischen Persönlichkeitsstruktur und entsprechender Umweltfaktoren. Meist lassen sich gestörte Eltern-Kind-Beziehungen nachweisen: Mangel an Zärtlichkeit, Geborgenheit, Sicherheit, aber auch direkte Ablehnung, Härte, Ausstoßung, Tabuisierung der Sexualität, verängstigende oder gespannte familiäre Verhältnisse, aber auch überfürsorgliche Verwöhnung u. a. – *Dauer:* Wochen bis Jahre. Bisweilen disponiert eine neurotische Entwicklung geradezu zu depressiven Reaktionen. Andererseits kann eine reaktive Depression auch eine Episode im Verlauf einer sich entwickelnden neurotischen Depression sein.

Depressive Entwicklung: Depressive Zustände, die unter dem Druck meist bewußter, gefühlsmäßiger Dauerbelastungen, wie Ehekonflikte, berufliche Überforderung u. a. entstanden sind. Dazu zählt man beispielsweise Erschöpfungs- und Entwurzelungsdepressionen. – *Dauer:* Monate bis Jahre. Zwar spielte die Erschöpfungsdepression schon im 19. Jahrhundert eine wichtige Rolle, doch sollte man diese Diagnose nicht unkritisch überdehnen. Auffallend ist der charakteristische phasenhafte Verlauf in drei Schritten: Auf ein Vorstadium der seelisch-körperlichen Überempfindlichkeit folgt eine psychosomatische und schließlich die depressive Phase. Wichtig ist der Nachweis einer jahrelangen affektiven Langzeitbelastung (Beruf, Ehe, Partnerschaft, Überforderung, Doppelbelastung u. a.) sowie einer mehr oder weniger ausgeprägten neurotischen Grundstruktur. Eine Erschöpfungsdepression ist mehr als eine Erschöpfungsreaktion oder ein Erschöpfungszustand.

Endogene Depressionen: klassischer Typ der Depression, unter dem Begriff der Melancholie bis in die Antike zurückverfolgbar. Verwirrend ist die Fülle von terminologischen Begriffen, die sich teils historisch, teils nomenklatorisch, teils auch durch die Verlaufsform erklären lassen (affektive Psychose, endomorphe, phasische, primäre, psychotische, vitale, zirkuläre u. a. Depression, manisch-depressive Erkrankung oder Psychose, Zyklothymie usw.). Kennzeichnend sind charakteristische Syndrom- und Verlaufseigentümlichkeiten: phasenhafter Verlauf, meist vollständige Rückbildung, hereditäre Einflüsse, bestimmte prämorbide Persönlichkeitszüge usw.

Man unterscheidet in abnehmender Häufigkeit nach der Verlaufsform:

- mehrere depressive Phasen ohne manisches Zustandsbild (periodische oder monopolare Depression)
- einmalige depressive Phase ohne manisches Zustandsbild (monophasische Depression)
- variabel abwechselnd manische und depressive Phasen (manisch-depressive Erkrankung: Zyklothymie)
- manisch-depressive Erkrankung mit streng abwechselnden manischen und depressiven Phasen

Eine Mittelstellung nach Häufigkeit nehmen periodische, also immer wiederkehrende manische Phasen sowie eine einmalige (monophasische) Manie ein. Ferner gibt es noch die

Involutionsdepression, eine Unterform der endogenen Depression im vorgerückten Alter, etwa zwischen dem 50. und 65. Lebensjahr (»Spätdepression«), mit meist nur depressiven Phasen. Entscheidend ist der Umstand, daß sich bis zum Ausbruch der Involutionsdepression in der Vorgeschichte weder depressive noch manische Phasen nachweisen lassen.

Somatogene Depressionen: Hier wird ein objektivierbarer Zusammenhang mit einer körperlichen Krankheit oder Funktionsstörung, d. h. eine direkte Folge organischer Prozesse angenommen. Diese können zerebral (strukturelle Hirnschädigung) sowie extrazerebral (exogen) sein und damit sekundär die Gehirnfunktion schädigen. Will man beide Formen auseinanderhalten, so differenziert man in:

Organische Depression: z. B. senile oder arteriosklerotische Demenz, Gehirntumoren oder -traumen, depressive Zustände bei Schwachsinn oder Epilepsie, bei Meningitis/Enzephalitis u. a.

Symptomatische Depression: z. B. postinfektiös, postoperativ, hämodynamisch, toxisch, endokrin, medikamentös u. a.

Wenn auch stets versucht werden soll, ein depressives Syndrom so exakt wie möglich zu klassifizieren, so kann dies u. U. vor unüberwindliche Probleme stellen. Immer öfter kommt es vor, daß man sich bei mehreren, zumeist gleichrangig erscheinenden Aspekten nicht für einen bestimmten pathogenetischen Schwerpunkt entscheiden kann. In diesem Fall nutzt man immer häufiger die Diagnose:

Mehrschichtige Depression: Das sind depressive Zustände, die sich nicht eindeutig der Gruppe der psychogenen, endogenen oder somatogenen Depression zuordnen lassen, die aber Bestandteile dieser Krankheitseinheiten aufweisen. Beispiele: endoreaktive oder endoneurotische Depression.

Phänomenologische Differenzierung

Bei der Bestimmung nach Erscheinungsbild lassen sich bestimmte Schwerpunkte unterscheiden. Dabei ist vor allem die Differenzierung nach Art der Antriebsstörung wesentlich: gehemmt-apathisch, agitiert-ängstlich, gehemmt-ängstlich und vegetativ-*larviert* bzw. maskiert. Da letzteres in den vergangenen Jahren – wie schon mehrfach seit Beginn dieses Jahrhunderts – zu einem Schlagwort geworden ist, soll es kurz erläutert werden:

Eine larvierte Depression (früher auch als maskierte, somatisierte, vegetative, verkannte u. a. Depression bezeichnet) ist ein depressives Syndrom, das sich hinter der Maske (lat.: larva = Maske) körperlicher Beschwerden verbirgt. Beispiel: Kopfschmerzen, Herzschmerzen, Schlafstörungen, Enge- und Druckgefühle auf der Brust, Schmerzen im Bereich von Wirbelsäule und Gelenken, Magen-Darm-Beschwerden u. a.

Man schätzt, daß rund die Hälfte aller depressiven Patienten, die einen Arzt konsultieren, an einer larvierten Depression leidet. Wichtig ist auf jeden Fall die Erkenntnis: Hinter der Maske körperlicher Symptome kann sich jede Form der Depression verbergen (psychogen, endogen, somatogen).

Der Begriff »larvierte Depression« ist jedoch keine Diagnose im klinischen Sinn, sondern lediglich eine phänomenologische Charakterisierung. Ist die larvierte Depression als Depression schließlich entlarvt, ist sie keine larvierte Depression mehr. Schwierigkeiten bereitet dieses Bild vor allem, wenn die körperlichen Symptome die seelischen völlig verdecken. Es gilt deshalb, die depressive Grundsymptomatik durch geduldige und vor allem gezielte Exploration herauszuarbeiten.

2. Diagnose und Gesprächsführung

Was den *äußeren Aspekt* einer Depression anbelangt, so gibt es dazu eine Reihe von mehr oder weniger charakteristischen Hinweisen. Bei allem aber muß man eines bedenken: Der Mehrzahl der Depressiven kann man ihre Schwermut ansehen, bei weitem aber nicht allen (z. B. »lachende Depression«). Viele wirken in der Tat niedergeschlagen, mutlos, verzweifelt, ängstlich-getrieben oder psychomotorisch gehemmt. Tränen sind allerdings eher selten.

> Die Möglichkeit zum entlastenden Weinen stellt sich häufig erst während der medikamentös-psychotherapeutischen Behandlung ein und ist dann ein prognostisch günstiges Zeichen.

In *körperlicher Hinsicht* wirken die Patienten oft vorgealtert: gebeugte Haltung, schleppender Gang, verarmte Mimik, verlangsamte Gestik, mit blasser, schlaffer und welker Haut, müdem Gesichtsausdruck, verschleiertem Blick, mit sprödem und glanzlosem Haar, leiser und monotoner Stimme. Besonders eindrucksvoll oder gar erschütternd kann sich das äußere Erscheinungsbild ändern, wenn ein Patient mit einer Zyklothymie von einer manischen in eine depressive Phase umschlägt oder umgekehrt.

Im *Verhalten gegenüber Depressiven* ist vor allem eines wichtig: Geduld. Jeder körperlich Kranke ist schon verunsichert. Doch ein seelisch Leidender ist verwirrt, ratlos, ängstlich, innerlich vielleicht schon voller Panik. Niemand versteht ihn, denn er selber versteht sich am allerwenigsten. Deshalb ist es gerade beim Depressiven wichtig, Interesse zu signalisieren, Zuwendung spüren lassen, »Zeit spielt keine Rolle«. Auch muß man versuchen, den Patienten und seine Leidensgeschichte zu »erleben«. Das setzt allerdings ein Gespür voraus, eine zwischenmenschliche Ebene, die in unserer hektischen Zeit zunehmend verschüttet zu werden droht. Wichtig ist das freundlich-zugewandte Annehmen des ganzen kranken Menschen, und nicht bloß das isolierte Interesse für einzelne Problemkreise wie bestimmte Symptome, zwischenmenschliche Folgen usw.

Ist ein *Gesprächskontakt* zustande gekommen und der Ratsuchende im Grunde willig, über sein Beschwerdebild zu reden, so ist damit noch nicht viel erreicht. Denn viele depressive Syndrome sind dadurch gekennzeichnet, daß die Betroffenen das vielschichtige Bild ihres Leidens nicht auf einen Nenner bringen können. Auch sind elementare Fähigkeiten geschwächt oder verlorengegangen, mit denen man sich im allgemeinen sein Bild zu machen pflegt – auch über sich selber. Schließlich verwirrt die Vielzahl von möglichen Symptomen derart, daß der Patient nicht glauben kann, nur an einer einzelnen Krankheit zu leiden.

Es hat sich deshalb als hilfreich erwiesen, den Depressiven nach seiner Symptomatik zu *fragen*. Die Betonung liegt auf »fragen«. Denn viele, insbesondere psychomotorisch gehemmte Patienten wirken ausgesprochen karg, zurückhaltend und einsilbig in ihren Antworten. Das kann die erste Fehlbeurteilung anbahnen (»Wer nichts äußert, hat nichts«).

Doch auch die *Einstiegsfragen* müssen gut gewählt sein. Meist wird man mit Befindensschwankungen beginnen, die als alltäglich gelten und für den Kranken keinen belastenden Stellenwert haben: Verspannungen, Kopfdruck, Appetitlosigkeit, Schlafstörungen, Kreuzschmerzen u. a. Oft wird bei den Schmerzsyndromen noch angefügt, daß Analgetika zu keiner spürbaren Entlastung verholfen hätten.

Nach und nach kann man sich dann den entscheidenden *Basisfragen* nähern: Sie drehen sich vor allem um Freudlosigkeit, Verlust von Aktivität, Energie und Interesse, um Entscheidungsschwäche, Grübelneigung, Gefühlsleere, Angstzustände, um Mattigkeit, Schwunglosigkeit, Schlafstörungen, multiple Druckgefühle und Mißempfindungen sowie diffuse Schmerzsyndrome.

Obgleich die sogenannten Laiendiagnosen als verständliche Versuche der Selbstrechtfertigung meist nicht den entscheidenden Punkt treffen, ist die Frage nach »Schicksalsschlägen« häufig ein idealer Aufhänger für das weitere Nachfassen.

Wichtig ist die alte Erkenntnis, sich nicht einseitig auf die krankhafte Traurigkeit zu fixieren. Es gibt kein Symptom, auch nicht die Schwermut, das den Begriff »Depression« voll abzudecken vermag. Gerade bei den endogenen Depressiven findet sich häufig das so quälende Gefühl des »Nicht-traurig-sein-Könnens«.

3. Zur Therapie depressiver Krankheitsbilder

Allgemeine Hinweise

Etwa jeder sechste bis zehnte Kranke, der einen praktischen Arzt oder Internisten aufsucht, soll an einer therapiebedürftigen Depression leiden. Da rund neun von zehn depressiven Patienten auch von niedergelassenen Allgemeinärzten behandelt werden, wird daraus die große Bedeutung ersichtlich, die der Allgemeinmedizin für diesen Bereich zukommt.

Wichtig ist vor allem die rechtzeitige Diagnose, zumal sich das depressive Syndrom hinter einer Vielzahl körperlicher Beschwerden verbergen kann. Danach müssen umgehend die notwendigen therapeutischen Schritte eingeleitet werden. Denn jeder Tag ohne adäquate Behandlung ist ein verlorener Tag, sind viele Stunden voller seelischer und körperlicher Qualen, Grübeleien, Sorgen, Kümmernisse, Mißverständnisse, Schwierigkeiten, Konflikte sowie folgenschwerer Konsequenzen und Verzögerungen – auch für die zermürbten Angehörigen.

Aufklärung

Die Frage, ob ein Patient über sein Leiden vorbehaltlos aufgeklärt werden soll, hängt von mancherlei Faktoren ab: Art des Krankheitsbildes, Vorgeschichte, Prognose, Persönlichkeitsstruktur, familiäre Belastbarkeit u. a.

Für einen depressiven Patienten gilt auf jeden Fall: Eine umfassende und aufrichtige Aufklärung baut unkontrollierbare Ängste ab und kann damit die Genesungskräfte gezielt mobilisieren.

Es gibt vermutlich kein Leiden, das ein so vielschichtiges Beschwerdebild umfaßt wie die Depression: Wie soll ein

Mensch begreifen, daß Energielosigkeit, Grübelneigung, Angstzustände, Depersonalisationserscheinungen, Kopfdruck, Kloß im Hals, Atemenge, Schlaf- und Potenzstörungen usw. in einer einzigen Krankheit aufgehen können? Und mit dieser Ratlosigkeit steht er ja auch nicht allein; selbst aufgeklärte Angehörige, Freunde und Kollegen, ja, mitunter der Arzt selber tun sich hier ähnlich schwer.

Deshalb kann die rechtzeitige und ungeschönte Mitteilung der Diagnose und – nicht zu vergessen – die notwendige Erläuterung des Krankheitsbildes zur spürbaren Entlastung beitragen. Ob der Patient dann alles glaubt, was ihm der Arzt erläutert, ist eine andere Frage. In der Mehrzahl der Fälle ist er dazu krankheitsbedingt kaum in der Lage. Trotzdem wird er mit einiger Dankbarkeit registrieren, daß sein Leiden offenbar nicht unerkannt oder selten oder unheilbar ist, daß er eine reale Behandlungschance hat, vor allem, daß sich sein Therapeut keine Sorgen macht, wie es weitergeht; er scheint sich seiner Sache sicher, und das beruhigt vor allem die Angehörigen und in gewisser Hinsicht auch den Patienten selber. Bei diesem ist die Hoffnungslosigkeit jedoch depressionstypisch und in der Regel durch reinen Zuspruch nicht völlig zu beseitigen. Immerhin ist er jetzt nicht mehr ganz so verzweifelt, wenngleich noch immer nicht völlig überzeugt.

Die rechtzeitige Diagnose ist vor allem für jene depressiven Syndrome wichtig, bei denen eine Vielzahl körperlicher Beschwerden das seelische Grundleiden verdeckt (larvierte oder maskierte Depression).

So soll der Kranke also ruhig und ohne falsche Beschönigung, die ohnehin nur Mißtrauen und heimliche Befürchtungen nähren würde, aufgeklärt werden über:

- die Diagnose mit ihren vielfältigen, unverständlichen, z.T. widersprüchlichen, verunsichernden und beunruhigenden Symptomen, die aus der Sicht der Angehörigen und des Patienten häufig nicht mit einem einzigen Krankheitsbild, schon gar nicht mit einem psychischen Leiden, erklärt werden kann,
- den oftmals phasischen Verlauf des Krankheitsbildes, der resigniert als hoffnungsloser Rückschlag interpretiert zu werden pflegt,

- den Behandlungsplan sowie die voraussichtliche Dauer der Therapie und – mühsam, aber unerläßlich –
- mögliche Nebenwirkungen der verordneten Psychopharmaka, die sonst ängstlich als Erweiterung der Leidenspalette mißdeutet werden könnten (s. S. 12).

Spezielle Behandlungsregeln

Während der Einsatz von Tranquilizern in den letzten Jahren eine z.T. unkritische Indikations-Ausweitung erfahren hat, ja sogar teilweise als Antidepressiva-Ersatz propagiert wurde, sind die eigentlichen Antidepressiva eher zurückhaltend, kritisch oder gar skeptisch beurteilt worden. Die Gründe dafür sind vielschichtig. Sie liegen vor allem in dem sicherlich größeren Aufwand, der durch die Beachtung bestimmter Behandlungsregeln und Gegenanzeigen erforderlich wird. Doch die möglichen Begleiterscheinungen und Risiken, die letztlich jedem wirkungsvollen Medikament eigen sind, dürfen kein Hindernis darstellen; eine antidepressive Wirkung kommt nur den Antidepressiva zu. Deshalb finden sich im folgenden ausführliche Hinweise über allgemeine Behandlungsregeln sowie die wichtigsten Nebenwirkungen einschließlich Gegenmaßnahmen.

Kontraindikationen

Tabelle 1 bietet eine Auswahl der wichtigsten Kontraindikationen für tri- und tetrazyklische Antidepressiva, Präparate aus der »dritten« Generation sowie die MAO-Hemmer.

Internistische und orientierende neurologische Routineuntersuchung

Selbst wenn sich der Verdacht auf ein »psychogenes Geschehen« von Anfang an aufdrängt, darf eine ausführliche organische Abklärung nie fehlen. Sie kann sogar Teil einer psychologisch geschickten differentialdiagnostischen

Strategie werden und den zwischenmenschlichen Zugang erleichtern. Unabhängig von dieser psychodynamisch orientierten Einstiegsmöglichkeit ist stets zu beachten: Depressive Verstimmungen können auch das Symptom einer körperlichen Erkrankung sein. Mitunter gehen psychische Befindensschwankungen dem Ausbruch eines organischen Leidens voraus.

Bei längerdauernden Depressionen und älteren Patienten sind die körperlichen Untersuchungen zumindest partiell nach einiger Zeit zu wiederholen. *Tabelle 2* zeigt die wichtigsten Maßnahmen eines solchen somatischen Basisprogramms.

Dosierung

Antidepressiva sollte man in den ersten Tagen nicht gleich zu hoch dosieren. Die Reaktion ist von Patient zu Patient verschieden und muß erst vorsichtig austaxiert werden. Nebenwirkungen sind zudem meist sofort registrierbar, während der stimmungsaufhellende Effekt in der Regel ein bis zwei Wochen und mehr auf sich warten läßt (s. u.). Stationär kann man innerhalb von drei Tagen die Dosis steigern, ambulant sollte man eine Frist von fünf bis zehn (bis 15) Tagen abwarten. Bei älteren Patienten ist u. U. noch länger zu warten. Die Dosis muß stets individuell angepaßt werden. Entsprechende Empfehlungen sind lediglich unverbindliche Richtlinien, mit Ausnahme der angegebenen Höchstdosen.

Tabelle 1: Kontraindikationen für die Behandlung mit Antidepressiva

(nach *Wolfersdorf* und *Witznick*, 1985)

Kontraindikationen für trizyklische Antidepressiva: Ileus; Pylorusstenose; schwere Harnverhaltung; Bewußtseinsstörung; akute Schlafmittel-, Alkohol-, Schmerzmittel- und/oder Psychopharmakaintoxikationen; schwere kardiale Störungen (manifeste Herzinsuffizienz, höhergradige AV-Blockierungen, Herzschenkelblock, Z. n. akutem Herzinfarkt, instabile Angina pectoris, floride Myokarditis und kongestive Kardiomyopathie). **Zusätzliche Gefahrenmomente** bei trizyklischen Antidepressiva: Hypertonie; schwere Leber- und Nierenschädigungen; Thrombose/Thrombophlebitis. Hier bietet die stationäre Behandlung bessere Überwachungsmöglichkeiten als eine ambulante Betreuung

Kontraindikationen für MAO-Hemmer: wie bei trizyklischen Antidepressiva (s. o.) sowie zusätzliche Beachtung einer Hypertonie

Kontraindikationen für tetrazyklische Antidepressiva sowie solche der »dritten Generation«: Bei den oben angeführten Erkrankungen besteht für diese Gruppe nach den bisher vorliegenden Erfahrungen keine absolute Kontraindikation. Dies schließt jedoch eine entsprechende Vorsicht nicht aus.

Relative Kontraindikation besteht bei folgenden Erkrankungen: unbehandeltes Glaukom; Prostatahypertrophie; zerebrovaskuläre Insuffizienz; kompensierte Herzinsuffizienz; Epilepsie; Hyper- und Hypothyreoidismus; Schwangerschaft (insbesondere im ersten Trimenon)

Bei einem Teil der Kranken reichen geringere Mengen, andere benötigen z.T. recht hohe Gaben. Das Auftreten von stärkeren Nebenwirkungen signalisiert meist den oberen Bereich.

Ältere Patienten reagieren häufig empfindlicher und erzwingen damit in Einzelfällen niedrigere Dosen. In der Mehrzahl kommt man damit auch gut aus, muß aber dafür evtl. länger behandeln, zumal man auch langsamer steigert. Darüber sollte der Kranke dann allerdings aufgeklärt werden. In der Regel muß man sich jedoch an die individuelle Dosis »herantasten« (s. S. 87).

Wirkungseintritt

Während sich – wie erwähnt – die Nebenwirkungen, insbesondere die Sedierung, bei entsprechenden Antidepressiva schon nach den ersten Gaben feststellen lassen, dauert es bis zur angstdämpfenden, vor allem aber antriebssteigernden Wirkung einige Tage. Die Depressionsaufhellung stellt sich im allgemeinen sogar erst nach ein bis zwei (mitunter sogar drei) Wochen ein. Auch Neuentwicklungen auf dem Pharmamarkt wirken nicht schneller. Durch parenterale Applikationen läßt sich dieser verzögerte Wirkungseintritt bisweilen etwas verkürzen.

> ● Ehe man deshalb ein Antidepressivum, sofern es richtig dosiert wurde, als wirkungslos auswechselt, sollte man mindestens drei Wochen abwarten. Wer hier vorzeitig abbricht, verliert – sofern er eine neue Substanzgruppe wählt – wertvolle Zeit bis zum Erreichen eines neuen effektiven Wirkspiegels.

Wichtig ist deshalb eine offene *Aufklärung:* Die stimmungsaufhellende Wirkung kann längere Zeit auf sich warten lassen. Die Besserung verläuft häufig wellenförmig. Kleinere »Rückschläge« sind nicht selten und kein Anlaß zur Resignation.

Dosisverteilung

Mehr und mehr geht man von dem eingefahrenen »Dreimal-täglich-Schema« ab, teils aus substanzeigenen, teils aus physiologischen (z. B. zirkadianer Rhythmus), teils aus psychosozialen Gründen (Compliance = Einnahmezuverlässigkeit, Therapietreue). Für Psychopharmaka gilt diese Regelung schon länger.
Bei manchen Präparaten (z. B. Ludiomil, Laroxyl, Saroten [retard], Tryptizol, Limbatril [F], Equilibrin, Tolvin, Aponal, Pantrop retard u. a.) hat es sich von jeher als günstiger erwiesen, die Hauptdosis am Abend oder kurz vor dem Schlafengehen zu verabreichen. Dies empfiehlt sich aus mehreren Gründen:

● Ein Teil der Nebenwirkungen wird »verschlafen«,
● die sedierenden Antidepressiva können schlafanstoßend wirken und Hypnotika einsparen helfen,
● bei Retard-Formen (z. B. Saroten retard oder Pantrop retard) kann die protrahierte Wirkdauer das gefürchtete Morgentief abfangen helfen.

Im Gegensatz zu dieser Gruppe von Antidepressiva mit abendlichem Verabreichungsmaximum sollten antriebssteigernde und aktivierende Antidepressiva nur am Vormittag und Mittag, bestenfalls noch am frühen Nachmittag verabreicht werden, weil man ansonsten Schlafstörungen auslöst oder unterstützt. Beispiel: Vivalan, Dogmatil, Pertofran, Parnate, Jatrosom u. a.

Tabelle 2: Somatisches Basisprogramm bei Depressionen

Körperliche Untersuchung (Anamnese, internistisch-neurologisch), Puls, Blutdruck, Blutsenkungsgeschwindigkeit, Differentialblutbild, Harnstatus und -sediment, Leber- und Nierenwerte, Elektrolyte (K, Ca), Blutzucker, Lues-Reaktion, evtl. Serumeisenspiegel und Schilddrüsenparameter

Bei über 50jährigen und bekannter Vorerkrankung: EKG, EEG, ggf. Thorax- und Schädel-Röntgen sowie u. U. Computertomogramm

Behandlungsdauer

Die Dauer einer ambulanten depressiven Therapie richtet sich nach dem Einzelfall. Sie sollte jedoch grundsätzlich nicht kürzer sein als die klinische Behandlung, die zwischen vier, acht und zwölf, mitunter auch mehr Wochen variiert. Endogene Depressionen bzw. ausgeprägte vitaldepressive Syndrome werden in der Regel sogar rund sechs Monate behandelt.

Ein Abklingen der depressiven Symptomatik bedeutet noch nicht vollständige Genesung, sondern weist lediglich auf ein gutes therapeutisches Ansprechen hin. Im allgemeinen sollte man nach weitgehender Symptombesserung bzw. sogar Symptomfreiheit das Antidepressivum noch konsequent weiterlaufen lassen (s. w.).

Bei psychogenen und somatogenen Depressionen ist die Dauer eher individuell anzupassen, auf jeden Fall aber auch dort länger, als Patient (und Arzt?) im allgemeinen »durchhalten« wollen.

Da es die heutigen Arzneimittel ermöglichen, auch schwere depressive Erkrankungen ambulant zu behandeln, sollte man nicht dem Trugschluß erliegen, daß damit grundsätzlich die Therapiedauer abgekürzt werden kann. Im Gegenteil: Behandlung zu Hause bedeutet in aller Regel ein vorsichtigeres, d. h. langsameres Aufbauen der täglichen Medikamentengabe. Schon deshalb ergibt sich eine mindestens gleich lange, wenn nicht im Bedarfsfall längere Therapiedauer. Dies muß man dem Patienten erläutern (»Vorteil: zu Hause; Nachteil: etwas länger«).

Vor allem heißt ambulant behandeln nicht auf jeden Fall gleichzeitig arbeitsfähig sein. Gerade aber depressive Patienten mit ihrer häufig gründlichen, überexakten, zu Überlastung und Perfektionismus neigenden Wesensart überfordern sich sehr rasch bzw. versuchen aus verschiedenen Motiven ihre Arbeitsleistung mit Gewalt aufrechtzuerhalten. Hier muß der Arzt verstehend-freundlich, aber konsequent auf die drohenden Folgen verweisen und die erforderliche Schonung mit Nachdruck vertreten. In diese wichtige Aufklärungsmaßnahme sind auch die Angehörigen und ggf. der Arbeitgeber mit einzubeziehen.

Behandlungsabschluß

Depressive sind zwar im allgemeinen kooperative, zuverlässige Patienten, doch wünscht sich verständlicherweise jeder – schon bei der geringsten Besserung – die lästige bis unangenehme Medikation (s. Nebenwirkungen) abzusetzen. Hier darf man sich jedoch nicht täuschen lassen.

Grundsätzlich sollte man die Therapie aus Sicherheit einige, zahlenmäßig schwer festlegbare, weil individuelle Wochen fortführen, um erst dann langsam auszuschleichen. Das heißt konkret: über Wochen bis Monate hinweg. Nach deutlicher Besserung also erst Reduktion auf eine mittlere Erhaltungsdosis, meist die Hälfte der vorangegangenen Behandlungsdosis.

Sedierende Antidepressiva mit abendlicher Hauptdosis werden zuerst bei den Tagesgaben reduziert; bei den aktivierenden Präparaten ist es die mittägliche Einnahme. Zu schnelles Ausschleichen oder gar schlagartiges Absetzen kann zu entsprechenden Warnsymptomen (»Absetzerscheinungen«) führen: Unruhe, Schweißausbrüche, Übelkeit, Brechreiz, Erbrechen und Schlafstörungen.

Die letzten Reduktionsschritte sollten sich – stationär rascher, ambulant langsamer – in ein- bis dreiwöchentlichen Abschnitten vollziehen.

Symptome, nach denen man sich im allgemeinen richten kann, weil sie in der Regel als letzte zurückgehen, sind Schlafstörungen (ohne Hypnotikum), Libido- und Potenzstörungen sowie Konzentrationsleistung und Kreativität.

Vorsicht bei Klinikentlassung: Stationär behandelte Depressive werden in der Regel zwei bis drei Wochen vor der Entlassung auf eine Erhaltungsdosis eingestellt. Diese sollte dann weitere vier bis sechs Wochen ambulant fortgeführt werden. Gerade hier gehen aber mitunter die Ansichten von Stationsarzt auf der einen sowie Hausarzt und sogar niedergelassenem Psychiater auf der anderen Seite auseinander. Dazu sei folgendes angemerkt:

Vor allem die Zeit der Entlassung und die ersten Wochen der Wiedereingliederung stellen erfahrungsgemäß eine Phase verstärkter Belastung dar, gefolgt von entsprechenden depressiven und resignierten Reaktionen. Dazu können die üblichen maniformen oder depressiven Nachschwankungen kommen, wie sie bei einer auslaufenden Phase nicht selten sind.

Besonders problematisch aber ist die verständliche Erwartungshaltung von Angehörigen, Kollegen, Vorgesetzten u. a. Jeder spricht zwar von Schonung und schrittweisem Wiedereinstieg, erwartet aber letztlich einen zumindest spürbaren Leistungszuwachs. Damit geraten vor allem Menschen mit (übertriebenem) Pflichtbewußtsein unter Druck, wie sie besonders bei depressiven Persönlichkeitsstrukturen häufig zu finden sind. Dies schraubt die Anforderungen in dieser noch instabilen Zeit erneut auf eine kritische Höhe.

Wird jetzt noch der medikamentöse Schutz vernachlässigt,

ist die Rückfallgefahr programmiert, zumindest aber eine
möglichst rasche und komplikationslose Resozialisierung
gefährdet.

> Es gilt die Regel: Nach einer Depression sind die Rege-
> nerationskräfte des Patienten in seinem eigenen Inter-
> esse grundsätzlich zu unterschätzen. Dabei ist es uner-
> heblich, ob und in welchem Ausmaß der Kranke selber
> das Absetzen der Medikamente verlangt. Bei unaufge-
> klärten Patienten liegt dem häufig noch der Irrtum
> zugrunde, »daß die Leistungsfähigkeit automatisch
> wieder zunehme, wenn nur erst einmal diese Tabletten
> weg sind«. Das ist ein gefährlicher Irrtum, dem der
> Arzt mit Entschiedenheit entgegentreten muß.

Eine kurze telefonische Rückkopplung zwischen Haus- und
Klinikarzt kann hier oft Mißverständnisse ausräumen.
Auch wenn mancher niedergelassene Kollege meint, im
Krankenhaus werde in der Regel viel zu hoch dosiert und
zu Hause und am Arbeitsplatz würden ganz andere Vorsichtsmaßnahmen gelten, sollte nicht sofort und zu rasch
ausgeschlichen oder gar abgesetzt werden. Leidtragender
wäre der Patient, der sich in den vergangenen Klinikwo-
chen ohnehin an die berufs- und verkehrsrelevanten
Begleiterscheinungen des Medikaments gewöhnen konnte.

4. Zum Wirkungsprofil der Antidepressiva

Klinische Beobachtungen legten schon vor bald einem Vierteljahrhundert die Annahme nahe, daß verschiedene Antidepressiva ein unterschiedliches Wirkungsprofil aufweisen. Ausgangspunkt waren vor allem drei Zielsymptome, nämlich

1. die ängstlich-gespannte Erregtheit
2. die vital-depressive Verstimmung
3. die psychomotorische Hemmung

Unter Berücksichtigung dieser Unterteilung erarbeitete man drei klinisch-therapeutische Wirkungstypen von Antidepressiva, wie sie in *Tabelle 3* dargestellt sind.

Das Drei-Komponenten-Schema

Jahrelang war dieses sogenannte Drei-Komponenten-Schema (nach *Hippius* und *Selbach,* mod. und erw. von *Kielholz* u. Mitarb.) weitgehend unangefochten in Gebrauch. In den letzten Jahren sah es sich jedoch wachsender Kritik ausgesetzt. Manche Präparate ließen sich nur schwer oder überhaupt nicht einordnen, und es gab unterschiedliche Ansichten zu prinzipiellen und Detailfragen.

Nun basiert dieses System seit jeher überwiegend auf klinischen Eindrücken und neurobiochemischen Hypothesen und nicht auf kontrollierten Vergleichsstudien. In letzter Zeit verbreitete sich eine etwas unkritische Tendenz zur Verallgemeinerung dieses lediglich als Orientierungshilfe gedachten Schemas. Vor allem darf man der Zuweisung zum einen oder anderen Pol der Wirkpalette keine qualitative Wertung hinsichtlich des antidepressiven Effektes unterstellen, wie es manchmal versucht wird. Mit anderen Worten: Diese Differenzierung nach Wirkungsprofilen ist für den Praxisalltag durchaus von Bedeutung, doch sollte man die Möglichkeit einer solchen schematischen Darstellung nicht überfordern bzw. daraus keine Wertigkeits-Skala ableiten.

Tabelle 3: Zum Wirkungsprofil der Antidepressiva

(nach *Kielholz*, mod. u. erw.)

Phänomenologischer Aspekt	Empfohlenes Antidepressivum
Depressive Stimmung, Gedrücktheit, Niedergeschlagenheit, jedoch ohne merkliche Antriebsstörung in die eine oder andere Richtung	Primär depressionslösende und stimmungshebende Antidepressiva, die weder merklich sedieren noch antriebssteigernd werden: z. B. Tofranil, Gamonil u. a.
Depressive Stimmung mit psychomotorischer Hemmung, Verlangsamung, Antriebsschwäche, Apathie, Entschlußlosigkeit u. a.	Primär antriebssteigernde und aktivierende Antidepressiva: z. B. Pertofran, Trausabun, Dogmatil, Fevarin 50, Vivalan ICI, Anafranil, Noveril sowie Jatrosom und Parnate (MAO-Hemmer)
Depressive Stimmung mit Angst, innerer Unruhe, Spannung, Getriebenheit u. a.	Sedierende, entspannende und angstdämpfende Antidepressiva sowie ggf. Kombinationspräparate: z. B. Aponal, Equilibrin, Idom, Laroxyl, Ludiomil, Saroten (retard), Sinquan, Stangyl, Tolvin, Thombran, Tryptizol, Limbatril (F), Pantrop retard u. a.
Depressive Stimmung mit besonders ausgeprägter Angst, innerer Unruhe, Spannung und Agitation	Angstdämpfende und sedierende Antidepressiva (s. o.) bzw. entsprechende Kombinationspräparate sowie ggf. zusätzliche Neuroleptika, z. B. Melleril (retard), Neurocil, Truxal, Atosil, Eunerpan, Dipiperon, Longopax u. a., ferner Limbatril F., Pantrop retard sowie Longopax u. a.

Ein weiteres Problem liegt darin, daß die verschiedenen Wirkungsprofile eher schwerpunktmäßig zu verstehen und auch nicht für alle Patienten gleich ausgeprägt und gültig sind. Bei psychisch Gesunden führen Antidepressiva neben einer leichten bis schweren Sedierung zu einer hinderlichen Leistungsreduktion. Bei Depressiven kommt es mit einer gewissen Verzögerung zu einer deutlichen Stimmungsaufhellung, Aktivierung und Leistungssteigerung. Doch auch hier gibt es – je nach Behandlungsphase und Präparat – unterschiedliche Wirkungsschwerpunkte. So kann beispielsweise Amitriptylin (Saroten, Tryptizol, Laroxyl u. a.) in den ersten Tagen sedieren, in den kommenden zwei bis drei Wochen stimmungsaufhellend und schließlich aktivierend wirken. Die ursprüngliche Dämpfung geht zurück, weil die aktivierenden Metaboliten der Substanz nach und nach die Oberhand gewinnen.

Später versuchte man weitere Wirkungsqualitäten herauszuarbeiten. Dazu gehören beispielsweise Stimmungsaufhellung, Anxiolyse (Angstlösung), psychomotorische Dämpfung, psychomotorische Enthemmung (»aktivierend«), antiphobische Wirkung u. a. Doch sind diese Begriffsbildungen relativ zu sehen. Auch neue Orientierungsansätze, vor allem auf biochemischer Grundlage, erwiesen sich als schwierig und werden ihre Zeit brauchen, bis sie sich als verwertbar in der Alltagspraxis herausgestellt haben.

Auf der Basis verschiedener Kompromißvorschläge, die die Vorteile des alten Drei-Komponenten-Schemas erhalten und seine Nachteile umgehen wollen, hat die Weißenauer Depressionsstation folgende pragmatische Überlegungen abgeleitet:

Differentialtherapie bei bestimmten depressiven Syndromen

Agitiert-ängstliche depressive Syndrome: Insbesondere wenn über starke Angstzustände und Schlafstörungen geklagt wird, sollte ein initial deutlich sedierendes Antidepressivum gewählt werden:

z. B. Saroten (retard), Tryptizol, Equilibrin, Aponal, Stangyl, Idom u. a. Gute Erfahrungen hat man auch mit der parenteralen Verordnung des tetrazyklischen Ludiomil gemacht. Es wirkt per infusionem sedierend und hat insgesamt weniger anticholinerge Nebenwirkungen als die trizyklischen Antidepressiva. Bei ausgeprägten Schlafstörungen zusätzlich niederpotente Neuroleptika wie Melleril (retard), Neurocil, Truxal u. a. Vorsicht bei der Verwendung von Tranquilizern (nur zeitlich begrenzter Einsatz)!

Gehemmt-apathische depressive Syndrome: Hier empfehlen sich Anafranil, Noveril usw., am besten parenteral, sowie Dogmatil. Erst bei Therapieresistenz u. U. Pertofran. Die den MAO-Hemmern wie Parnate oder Jatrosom im deutschen Sprachraum zugeschriebene antriebssteigernde Wirkung hat sich in kontrollierten Studien nicht befriedigend bestätigt.

Vital-depressives Syndrom: Bei funktionellen vegetativ-somatischen Beschwerden, Leibgefühlsstörungen (depressive Druckgefühle in Brustkorb und Kopf) sowie Tagesschwankungen bieten sich Tofranil, Anafranil, Aponal, Noveril, Ludiomil, Stangyl oder ggf. Antidepressiva vom Amitriptylintyp an wie Saroten (retard), Tryptizol, Laroxyl, Idom u. a. (z. T. auch parenteral möglich).

Hypochondrische Denkinhalte: Hierzu gehören ängstlich fixierte Befürchtungen und Überbewertung von vorhandenen bzw. nicht-vorhandenen vegetativ-somatischen Symptomen, bei denen eher sedierende Antidepressiva mit möglichst geringer Nebenwirkung (z. B. Ludiomil, Tolvin, Equilibrin u. a.) gewählt werden sollten. Bei Bedarf Kombination mit niederpotenten Neuroleptika (Melleril [retard], Neurocil, Truxal usw.).

Kombination: psychomotorische Hemmung/innere Unruhe und Angst: Hier muß jede antriebssteigernde Medikation vermieden und eher auf sedierende Antidepressiva zurückgegriffen werden (Saroten [retard], Tryptizol, Thombran, Ludiomil, Aponal, Tolvin, Equilibrin, Stangyl, Idom, u. a.). Evtl. mit niederpotenten Neuroleptika (Melleril, Neurocil, Truxal, Eunerpan, Dipiperon u. a.) kombinieren.

Vorsicht bei (latenter) Suizidalität, wie sie nicht selten bei täuschender äußerer Blockierung, jedoch innerer Unruhe, Getriebenheit und Angst droht. Durch Antidepressiva wird in der Regel zuerst die psychomotorische Hemmung gelöst. Das kann die Suizidgefahr verstärken, weil die depressive Verstimmung und das Schulderleben in der Regel noch anhalten. Sorgfältige Beobachtung; ggf. medikamentöse Anpassung, d. h. sedierende Antidepressiva oder Neuroleptika u. U. höher dosieren.

Depressive Wahnformen: Bei Versündigungs-, Schuld-, Verarmungs- und hypochondrischem Wahn gehen die Ansichten auseinander. Dies beginnt schon bei der

Differentialdiagnose: Eine produktiv-psychotische Symptomatik bei einem wahnhaft-depressiven Syndrom kann neben den klassischen depressiven Wahnformen auch Halluzinationen (vorwiegend akustischer Art) und paranoide Beziehungsideen mit einschließen. Die Symptome müssen jedoch der depressiven Stimmung adäquat (= stimmungskongruent) sein. Diese Erkenntnis entspricht sowohl dem Bild der klassischen Melancholie als auch dem der heutigen depressiven Syndrome. Leider werden nicht wenige depressiv-wahnhafte Patienten zu schnell der Schizophrenie zugeordnet und damit nur einseitig mit hochpotenten Neuroleptika behandelt.

Therapie: Bei wahnhafter Symptomatik empfehlen sich vor allem Amitriptylin-Präparate wie Saroten (retard), Tryptizol, Laroxyl, Idom u. a. Bei starker innerer Spannung, Unruhe oder gar Getriebenheit kann zusätzlich ein niederpotentes Neuroleptikum wie Melleril (retard), Truxal, Neurocil u. a. dazugegeben werden. Weiß man von früher, daß der Patient gut auf eine bestimmte Monotherapie anspricht, sollte man dies nutzen. Nach den heute vorliegenden Erkenntnissen empfiehlt sich jedoch eher eine kombinierte Behandlung, wobei zu dem Antidepressivum auch ein hochpotentes Neuroleptikum (z. B. Haldol, Glianimon, Fluanxol, Triperidol, Tesoprel/Impromen) verordnet werden sollte. Die Therapie wahnhafter Depressiver gehört jedoch wegen der hohen Suizidgefahr und der notwendigen engmaschigen Betreuung, die von Angehörigen nicht geleistet werden kann, in die psychiatrische Klinik.

Cave: Die Kombinationsbehandlung verstärkt auch die Nebenwirkungsrate bzw. -intensität. Allerdings ist unter kombinierter Antidepressivum/Neuroleptikum-Behandlung in einem Zeitraum von drei bis sechs Wochen mit einer Rückbildung der wahnhaften Symptomatik zu rechnen. Selbst wenn man jetzt aus Vorsichtsgründen das Neuroleptikum erst nach zwei bis drei Monaten absetzt, hält sich zumindest die Möglichkeit von Spätdyskinesien in Grenzen. Neuroleptika (besonders hochpotente) können jedoch bei längerer Medikation eine depressiogene Wirkung entfalten.

Wahnhafte depressive Denkinhalte scheinen ohnehin ein ungünstiger Prädiktor für einen antidepressiven Therapieerfolg zu sein. Wahnformen im Rahmen einer Schizophrenie sprechen nicht auf Antidepressiva an. Sie werden im Gegenteil oftmals durch Antidepressiva noch verstärkt bzw. provoziert.

5. Nebenwirkungen

Alle bisher bekannten Antidepressiva sind mit verschiedenen Begleiterscheinungen behaftet, deren Ausprägung mehr oder weniger von der Höhe der Dosierung abhängt. Dies vor allem zu Beginn der Behandlung. Besonders bei ambulanter Therapie müssen die Patienten im voraus auf solche Nebeneffekte aufmerksam gemacht werden, sonst setzt man das Vertrauen des Kranken zu seinem Medikament (und auch zu seinem Arzt) aufs Spiel. Schließlich kann das unerwartete Auftreten solcher Begleiterscheinungen durch unaufgeklärte Patienten auch als Verschlechterung des ohnehin vielfältigen depressiven Zustandsbildes mißdeutet werden.

Mögliche Nebeneffekte in der Absicht zu verschweigen, den Patienten nicht erst Begleiterscheinungen einzureden, ist hier aus mehreren Gründen nicht ratsam:

- Depressive, insbesondere solche mit einer endogenen Depression, sind – wie bereits mehrfach angedeutet – in der Regel kooperativ und zuverlässig. Sie gehören im allgemeinen nicht zu jenen Patienten, die heimlich Gründe suchen, die Behandlung zu unterlaufen.

- Wird der Kranke nicht auf mögliche Nebenwirkungen aufmerksam gemacht, hält er die Begleiterscheinungen eventuell für eine Erweiterung seiner Symptomatik (s. o.), was zu einer zusätzlichen und vor allem unnötigen Verschlechterung des seelischen und körperlichen Zustands führen kann.

- Die nüchterne Erläuterung möglicher Nebenwirkungen neutralisiert auch den meist wenig hilfreichen Effekt des Beipackzettels, der ja erfahrungsgemäß in der Regel mehr Unruhe als Aufklärung vermittelt.

Art und Ausmaß möglicher Begleiterscheinungen hängen ab von Präparat, Dosierung, Behandlungsabschnitt, Begleitmedikation, individueller Empfindlichkeit, von psychosozialen Faktoren (z. B. Belastbarkeit der Angehörigen) sowie vom Aufklärungsstand von Patient und Familie.

Die häufigsten Symptome sind auch die harmlosesten, jedenfalls werden sie von den Patienten am ehesten toleriert, wenn nur die Therapie ansonsten erfolgreich ist. Eine Reihe von Nebenwirkungen geht im Laufe der Behandlung spürbar zurück (oder wird geduldig ertragen). Relativ wenige Nebeneffekte sind nicht vertretbar oder gar gefährlich und zwingen dann zum Ab- bzw. Umsetzen des Präparats.

Herz- und Kreislaufsystem

Herz- und Kreislaufeffekte durch tri- und auch tetrazyklische Antidepressiva sind häufig, bei Patienten ohne kardiale Vorschädigung in der Regel jedoch belanglos. Werden die Kontraindikationen (manifeste Herzinsuffizienz, höhergradige AV-Blockierung, Herz-Schenkel-Block, Zustand nach akutem Herzinfarkt, floride Myokarditis, kongestive Kardiomyopathie) nicht beachtet, kann es mitunter zu schwerwiegenden Komplikationen kommen. Auf was ist zu achten?

Pulsbeschleunigung: Am häufigsten findet sich eine Erhöhung der Pulsfrequenz (Kompensation der durch Antidepressiva induzierten Hypotonie?); sie ist jedoch bei Herzgesunden im allgemeinen geringfügig und ungefährlich.

Orthostatische Hypotonie: Eine Blutdrucksenkung äußert sich vor allem in Flimmern vor den Augen, Schwindel und Kollapsneigung, besonders zu Beginn der Behandlung und bei knapp kompensiertem Kreislauf. Diese Folgen können mitunter sehr ausgeprägt und lästig sein. Sie sind nur wenig dosisabhängig und deshalb auf dieser Ebene kaum regelbar. Besondere Probleme ergeben sich bei parenteraler Applikation (s. S. 96). Im allgemeinen ist jedoch in den ersten Wochen mit einem Rückgang des Beschwerdebildes zu rechnen.

Therapieversuch: Vor allem morgens nach dem Erwachen abrupte Lageänderungen vermeiden, ferner Bürstenmassagen, Wechselduschen, ggf. Antihypotonika (DHE/Dihydergot, Gutron u. ä.). Notfalls Umstellung auf ein anderes (vor allem nicht-trizyklisches) Präparat.

Kardiotoxische Wirkungen: EKG-Veränderungen sind bei zwei Drittel der Herzgesunden möglich (PQ- oder QT-Verlängerungen, QRS-Verbreiterungen, ST-Senkungen u. a.). Beim gesunden Herzen ohne größere Bedeutung, bei entsprechenden Herzleiden ist hingegen Vorsicht geboten. Allerdings sind unter therapeutischen Dosen und sorgfältig kontrolliert wahrscheinlich nur wenig Herzkranke gefährdet. Bei trizyklischen Antidepressiva kommt es auch beim Gesunden zu einer geringen Verminderung der myokardialen Kontraktilität (negative Inotropie).

Die seit langem bekannten Repolarisationsveränderungen im EKG sind ohne Bedeutung, wenn sich der Patient ansonsten wohl fühlt. Dennoch sind solche Befunde häufig die Ursache für einen vorzeitigen Behandlungsabbruch. Bei sorgfältiger ärztlicher Betreuung erscheint diese Reaktion nach dem heutigen Wissensstand jedoch überzogen. Anders liegen die Dinge bei der Einnahme hoher Dosen aus suizidalen Gründen (s. S. 112).

Ernstere kardiale Komplikationen sind Sinusarrhythmie, Vorhofflattern, Vorhofflimmern, supraventrikuläre Tachykardie, ventrikuläre Extrasystolie und Kammertachykardie. Hier empfiehlt sich eine rasche fachärztliche Konsultation, die das weitere gemeinsame Procedere bestimmt.

Vegetative und allgemeine Nebenwirkungen

Zu den häufigsten Nebenwirkungen gehören vor allem vegetative Begleiterscheinungen. Sie sind bei trizyklischen Antidepressiva etwas stärker, bei nichttrizyklischen (z. B. Ludiomil, Tolvin u. a.) geringer ausgeprägt, wenngleich mit unterschiedlichen Schwerpunkten und nie ganz zu vermeiden.

Trockenheit der Mund- und Nasenschleimhaut: »normal« bei älteren Menschen (nachlassende Speicheldrüsenfunktion) sowie beim Redner. Unphysiologisch bei erzwungener Mundatmung (aufgehobene oder nicht funktionierende Nasenatmung: Bewußtlose, Somnolente, Beatmungspatienten, austamponierte Nase) sowie bei reduzierter oder völlig ausgefallener Speichelproduktion (prä- und postoperative Mundtrockenheit nach Atropinmedikation; Hypertonie-Therapie; erzwungenes Dursten bei Dialyse-Patienten; Speicheldrüsenerkrankungen; Bestrahlungsfolgen im Kopf-Hals-Bereich; ferner Nahrungskarenz nach Abdominaloperationen oder Erkrankungen mit hohem Fieber u. a.). Häufig auch bei einer noch unbehandelten Depression. Leider wird diese lästige bis quälende Krankheitsfolge durch die Mehrzahl der Antidepressiva noch verstärkt, oft begleitet von erheblichem Durstgefühl. Die anticholinerge Wirkung führt innerhalb weniger Stunden zu einer Sekretionsminderung der Speichel-, gelegentlich auch der Tränendrüsen (»glanzloses Auge« des Depressiven).

Bei längerdauernder Medikation und damit Mundtrockenheit kann es auch zur verstärkten Kariesbildung kommen. Aus diesem Grund empfiehlt sich eine regelmäßige zahnärztliche Kontrolle.

Therapieversuch: Mit bloßem Mundspülen oder vermehrtem Trinken sind alle Formen der Mundtrockenheit nicht oder nur unzureichend zu beheben. Auch Glyzerin ist eine wenig befriedigende und dabei noch völlig unphysiologische Hilfe. Deshalb entwickelte man einen synthetischen Speichel, der in seiner Zusammensetzung dem menschlichen Speichel möglichst ähnlich sein sollte. Inzwischen steht der Glandosane-Spray seit über 10 Jahren zur Verfügung. Er hat sich nicht nur bewährt, wenn man sich einmal an ihn gewöhnt hat, sein Indikationsspektrum wurde noch erweitert: Da er in seiner Zusammensetzung in etwa auch dem Nasensekret entspricht und über längere Zeit auf der Nasenschleimhaut haften bleibt, soll Glandosane nicht nur als risikoloses Mittel zur Anfeuchtung der trockenen Mund-, sondern auch der Nasenschleimhaut einsetzbar sein. Bewährt hat sich auch der Versuch, die Speichelsekretion künstlich anzuregen (z. B. Mucinol).

Akkommodationsstörungen: selten; beunruhigend nur für unaufgeklärte Patienten. In den ersten Wochen am stärksten ausgeprägt, später Rückgang und Anpassung (bei älteren Patienten physiologisch ohnehin kaum zu erwarten). Hinderlich vor allem bei Schreibtisch-, Hand- und Werkarbeit, beim Lesen usw. Gelegentlich auch Mydriasis (Vorsicht: Glaukom).

Therapieversuch: Dosisreduktion oder auf ein tetrazyklisches Antidepressivum umstellen.

Hyperhidrosis: anfallsweise Schweißausbrüche, unabhängig von Temperatur und Tages- bzw. Nachtzeit. Besonders betroffen sind Gesicht, Oberkörper und Hände (prognostisch günstiges Zeichen für Therapieerfolg?). Mitunter auch kalter Schweiß, besonders nachts, am Rücken, unter den Achseln. Lästig, jedoch erträglich.

Therapieversuch: Dosisreduktion.

Tremor: Feinschlägiger Fingertremor, der nicht mit dem Parkinsonschen Tremor oder dem neuroleptischen Parkinsonoid zu vergleichen ist und vor allem auch nicht auf Antiparkinsonmittel anspricht. U. U. ausgesprochen störend.

Therapieversuch: Dosisreduktion, Gabe eines niedrig dosierten Beta-Rezeptorenblockers (z. B. Dociton u. a.). Diese Substanzen haben zudem den Vorteil, daß sie einen gewissen, therapeutisch nutzbaren anxiolytischen Effekt entwickeln.

Obstipation: Depressionssymptom schon vor der Therapie, durch Antidepressiva u. U. verstärkt. Seltene Komplikation: paralytischer Ileus.

Therapieversuch: ausreichend Flüssigkeit, Ballaststoffe oder Quellmittel, ggf. Lactulose.

Harnverhaltung: Miktionsstörungen finden sich vor allem bei Älteren sowie bei latenter oder bisher nur knapp kompensierter Prostatahypertrophie (s. S. 25).

Therapieversuch: Doryl, Ubretid, DHE, Dosisreduktion, Präparatewechsel.

Gewichtszunahme: Die Appetitsteigerung (vor allem vom weiblichen Geschlecht beklagt) ist zum einen Folge der Stimmungsaufhellung und damit Rückgang der depressionstypischen Appetitlosigkeit, zum anderen Nebenwirkung bestimmter niederpotenter Neuroleptika und Antidepressiva (Kohlenhydrat-Heißhunger, vor allem auf Süßigkeiten).

Dies trifft in erster Linie auf Saroten, Tryptizol, Laroxyl sowie die Kombinationspräparate Limbatril oder Pantrop retard, vor allem aber Ludiomil zu. Meist handelt es sich um eine dosisabhängige Begleiterscheinung, die den Patienten besonders während der beiden ersten Behandlungsmonate irritiert. Widersprüchliche Beobachtungen finden sich bei Tolvin und Anafranil (Heißhunger besonders bei hochdosierter Infusionsbehandlung?) sowie bei den MAO-Hemmern Parnate und Jatrosom. Weniger Probleme zeigt Vivalan. Fevarin 50 und die essentielle Aminosäure L-Tryptophan sollen sogar zur Gewichtsabnahme beitragen.

Therapieversuch: Maß halten. Vorsicht jedoch vor Hungerdiät oder gar Appetitzüglern während einer Depression.

Störungen von Libido und Potenz: Vor allem durch niederpotente Neuroleptika (z. B. Melleril), aber auch durch Antidepressiva. Auch bei der Frau Rückgang des sexuellen Verlangens bis zu ausgeprägtem Desinteresse sowie Orgasmusstörungen.

Bisweilen Priapismus durch Thombran. Diese schmerzhafte Dauererektion des Penis ohne sexuelle Erregung kann – unbehandelt – zu Thrombosen, Fibrose und Impotenz führen. Es muß deshalb umgehend gehandelt werden (Vorstellung beim Facharzt, ggf. chirurgische Maßnahmen).

Therapieversuch: Aufklärung (Libido- und Potenzstörungen sind häufiges Depressionssymptom auch ohne medikamentöse Behandlung); Normalisierung nach Abschluß der Behandlung.

Schlafstörungen: Charakteristisches Symptom der Depression, ggf. intensiviert durch leicht bis stark aktivierende Antidepressiva, vor allem bei Gabe in der zweiten Tageshälfte (z. B. Vivalan, Pertofran, Dogmatil, Noveril, die MAO-Hemmer Parnate und Jatrosom).

Therapieversuch: Einsatz eher dämpfender Antidepressiva mit abendlicher Hauptgabe (zwei Drittel). Sollten sich die Schlafstörungen dadurch nicht beheben lassen, Versuch mit

- sedierenden Antidepressiva in Retard-Form am Abend (z. B. Saroten retard, ggf. Pantrop retard – s. u.),
- schlafanstoßenden Neuroleptika, die auch einen leicht stimmungsstabilisierenden Effekt aufweisen (z. B. Melleril retard, Neurocil, Truxal, Eunerpan oder das Kombinationspräparat Longopax),
- abendlicher Gabe von weniger (z. B. Frisium) oder stärker sedierenden Tranquilizern (Librium, Valium, Adumbran),
- Hypnotika aus der Reihe der Benzodiazepine (z. B. Mogadan, Dalmadorm, Remestan, Imeson, Halcion, Planum u. a., ggf. das stärker wirkende Rohypnol) oder Chloralhydrat (Chloraldurat rot, blau, 500).

Tranquilizer und Hypnotika vom Benzodiazepin-Typ dürfen nur zeitlich begrenzt gegeben werden.

Psychische und psychosoziale Nebenwirkungen

Häufig, wenn auch meist erträglich und vorübergehend sind psychische, psychosoziale bzw. psychosomatisch interpretierbare Begleiterscheinungen. Dazu zählen vor allem:

Müdigkeit: Oft schon im Rahmen eines depressiven Syndroms, jedoch häufig auch als unerwünschte Nebenwirkung der sedierenden Antidepressiva (Tryptizol, Saroten, Laroxyl, Limbatril, Ludiomil, Tolvin u. a.) oder beruhigender bzw. schlafanstoßender Neuroleptika (Melleril, Neurocil, Truxal u. a.).

Wichtig: Zumindest während der ersten zehn Tage der Behandlung kommt es zu stärkerer Beeinträchtigung des Reaktionsvermögens (nicht nur für Pkw, Motorrad oder Fahrrad, sondern auch für Fußgänger, vor allem höheren Alters). Spätestens zwei bis drei Stunden nach Einnahme ist mit einer Verlängerung der Reaktionszeit und einer merklichen Änderung im Bewegungsablauf zu rechnen.

Therapieversuch: Beginn einer ambulanten Behandlung am Ende der Woche, um die arbeitsfreien Tage ausnützen zu können. Hauptdosis am Abend bzw. kurz vor dem Schlafengehen (Müdigkeitseffekt in die Nachtzeit legen. Vorsicht mit Alkohol = Potenzierungsgefahr).

Innere Unruhe: Häufiges Depressionssymptom, vordergründig bei agitierten Depressionsformen, im Grunde aber auch bei den meisten psychomotorisch gehemmt wirkenden depressiven Zuständen (danach fragen!). Aktivierende Antidepressiva (z. B. MAO-Hemmer: Jatrosom und Parnate) können diese innere Unruhe verstärken oder erst über die bisher ertragbare Schwelle heben.

Therapieversuch: Wahl eines sedierenden Antidepressivums (z. B. Aponal, Equilibrin, Laroxyl, Ludiomil, Saroten, Sinquan, Tolvin, Tryptizol); ggf. zusätzlich ein niederpotentes Neuroleptikum (z. B. Truxal, Melleril, Neurocil, Atosil, Eunerpan) und/oder ein Tranquilizer (z. B. Lexotanil, Tranxilium [flüssig], Valium/Valiquid, Trecalmo u. a. Tranquilizer jedoch stets sorgfältig überwacht und zeitlich begrenzt).

Feste Kombinationen Antidepressivum/Tranquilizer (z. B. Limbatril [F], Pantrop retard) können in solchen Fällen anfangs nützlich sein, dürfen aber nicht »automatisch« über längere Zeit weiterlaufen. Das Antidepressivum ist stets lange, der Tranquilizer – falls notwendig – hingegen nur kurz zu verabreichen, und nicht umgekehrt. Falls die mangelnde Compliance zu Beginn eine solche Wahl nahelegt, sollte spätestens nach zwei bis drei Wochen die feste Kombination gegen ein Präparat mit der gleichen antidepressiven Wirksubstanz ausgetauscht werden (also z. B. Saroten, Tryptizol, Laroxyl). Da der bisher gegebene Tranquilizer jedoch nicht abrupt abgesetzt werden darf, gibt man in diesem Falle in ausschleichender Dosis Librium oder – besser dosierbar – Valiquid für einige Tage hinzu.

ZNS-Nebenwirkungen

Nebenwirkungen aus dem Bereich des zentralen Nervensystems sind selten, dann aber zu raschem und konsequentem Handeln zwingend (Umstellen).

Zerebrale Krampfanfälle: Bei Gesunden kaum zu beobachten. Bei vorangegangener zerebraler Schädigung (z. B. schwerer organischer Hirnschaden, chronischer Alkoholismus, Zustand nach Gehirntrauma) oder bei entsprechender Anamnese bzw. Disposition, vor allem aber bei vorbestehender Epilepsie sind solche Reaktionen nicht auszuschließen. Dabei scheint die Art des Antidepressivums nur eine sekundäre (am ehesten noch Ludiomil), die Disposition zu einer erniedrigten Krampfschwelle die wichtigere Rolle zu spielen. Ein pathologisches EEG ohne klinische Symptomatik muß noch kein Grund zum Umsetzen sein. Auch scheinen Antidepressiva in dieser Hinsicht weniger epileptogen als Neuroleptika oder Lithium.

Therapieversuch: Vermeiden sollte man auf jeden Fall eine Hochdosierung sowie die Kombination mehrerer Antidepressiva und/oder Neuroleptika. Keine abrupte Dosisänderung. Langsame Dosisreduktion oder Umstellung, evtl. zusätzliche Gabe von Tranquilizern, die einen gewissen Krampfschutz bieten (z. B. Valium, Frisium, bei Neigung zu nächtlichen Krampfanfällen Benzodiazepin-Hypnotika – s. S. 43).

Delirante Verwirrtheitszustände: vor allem nachts und im höheren Lebensalter (jenseits des 50. Lebensjahres). Häufig gehen beunruhigende Träume voraus. Schließlich akut einsetzende produktiv-delirante sowie schizophrenieähnliche Symptome mit Halluzinationen und Wahninhalten u. a. Begünstigend wirken rascher Dosisanstieg und hohe Dosen generell.

Therapieversuch: Vorsicht bei älteren Patienten. Langsame Dosissteigerung, sorgfältige Überwachung (Flüssigkeitszufuhr), evtl. zusätzlich ein hochpotentes Neuroleptikum (z. B. Haldol, Glianimon, Fluanxol, Tesoprel/Impromen). Im Akutfall auslösendes Antidepressivum sofort absetzen.

Blutbildveränderungen

Schädigungen des hämatopoetischen Systems werden in letzter Zeit vermehrt erörtert, sind jedoch keine neue Erkenntnis. Tabelle 4 zeigt eine Übersicht über die wichtigsten Substanzklassen, die als Auslöser einer Agranulozytose diskutiert werden.

Tabelle 4: Was kann eine Agranulozytose auslösen?
(nach *Heimpel*, 1982, mod.)

Analgetika, Antiarrhythmika, Antidiabetika, Antihistaminika, antiinfektiös wirksame Medikamente wie z. B. Penizilline und andere Antibiotika, Antikoagulanzien, Antikonvulsiva, Anti-Malariamittel, Antirheumatika, Anti-Tuberkulostatika, Diuretika, *Psychopharmaka,* Schilddrüsenmedikamente

Die Prognose hängt im wesentlichen von der raschen Diagnosestellung ab. Der Verlauf kann sich vor allem dann hinauszögern oder schwierig gestalten, wenn das auslösende Medikament nach Beginn der Blutbildveränderungen noch weitergegeben wird.

Schon bald nach Einführung der Psychopharmaka erkannte man, daß es vor allem unter Neuroleptika und Antidepressiva zu teilweise schweren Störungen im blutbildenden System kommen kann. Eine Ausnahme bilden MAO-Hemmer, bei denen bisher keine dieser Nebenwirkungen beobachtet werden konnten sowie Benzodiazepine (Tranquilizer und Hypnotika), die nur in Einzelfällen für Agranulozytosen und Thrombozytopenien verantwortlich bzw. mitverantwortlich gemacht worden sind. Unter Lithium läßt sich sogar bei längerer Anwendung eine Vermehrung der neutrophilen Granulozyten beobachten. Dieser Effekt kann jedoch nach dem derzeitigen Wissensstand nicht prophylaktisch genutzt werden.

Die wichtigsten potentiellen Blutbildveränderungen unter Therapie mit zentral wirksamen Pharmaka sind:

Erythrozyten und *Hämoglobin:* Makrozytäre Anämie, Hämolytische Anämie

Leukozyten: Eosinophilie, Leukozytose, Leukopenie, Agranulozytose

Blutgerinnung: Thrombozytopenie, Wechselwirkungen mit oralen Antikoagulanzien, plasmatische Gerinnungsstörungen

Panzytopenie

Grundsätzlich können alle trizyklischen, wahrscheinlich aber auch die tetrazyklischen Antidepressiva zu Leukopenie und Agranulozytose führen. Eine eindeutige Zuordnung ist beim derzeitigen Forschungsstand nicht vertretbar.

Die akute Agranulozytose

Die akute Agranulozytose ist die am meisten gefürchtete Blutzellschädigung. Sie tritt in der Regel in den ersten ein bis zwei Monaten nach Therapiebeginn auf. In einigen Fällen ist jedoch noch zu einem späteren Zeitpunkt damit zu rechnen. Frauen sollen einem doppelt bis dreifach höheren Risiko ausgesetzt sein. Für beide Geschlechter ist das mittlere bis höhere Lebensalter besonders gefährlich. Infolge des meist akuten Beginns läßt sich die Agranulozytose nicht immer durch Blutbildkontrollen – die in festen Zeitintervallen vorgenommen werden – erfassen. Es ist deshalb besonders wichtig, die Patienten auf die häufigsten Warnsymptome hinzuweisen:

Fieber, Halsschmerzen, Zahnfleisch- und Mundschleimhautentzündung, Schleimhautulcera, eitrige Angina, grippeähnliche Beschwerden. Treten derartige Symptome auf, muß sofort ein Arzt aufgesucht werden.

Präventions- bzw. Therapieempfehlungen: Differentialblutbild vor Beginn der Behandlung, regelmäßige Blutbildkontrollen (stationär: in den ersten drei Behandlungsmonaten wöchentlich; ambulant: in den ersten sechs Wochen wöchentlich, dann monatlich). Bei jeder Medikamentenänderung an ein erneutes Risiko mit entsprechenden Vorsichtsmaßnahmen denken. Vorsicht bei jedem unklaren hochfieberhaften Infekt. Es muß dann umgehend ein Differentialblutbild veranlaßt werden. Die Zahl der gleichzeitig gegebenen Medikamente möglichst gering halten. Nach der Diagnose einer Agranulozytose alle vital nicht indizierten Medikamente sofort absetzen. In der Regel normalisiert sich das Blutbild im Verlauf von ein bis zwei Wochen. Vordringlich ist jedoch eine subtile bakteriologische Untersuchung (Abstriche von allen manifesten Infektherden mit Urin-, Stuhl- und Blutkulturen), eine adäquate antibiotische Behandlung, ggf. Androgene bzw. Granulozytentransfusionen.

Ist eine weitere Therapie mit Psychopharmaka (vor allem Neuroleptika oder Antidepressiva) unerläßlich, sollte mit einem Medikament aus einer chemisch anderen Substanzklasse fortgefahren werden. In weniger ausgeprägten Fällen kann bereits eine Reduktion oder das kurzfristige Absetzen eine Besserung erreichen, da nicht jede Wiederaufnahme mit der gleichen Substanz auch zu einem Rezidiv im Differentialblutbild führt.

Varia

Manche Begleiterscheinungen sind so selten, daß sie gerne vernachlässigt oder gar vergessen werden. Man sollte sie dennoch im Auge behalten. Nachfolgend deshalb eine kurze Übersicht:

Im psychischen Bereich finden sich gelegentlich *diskrete Bewußtseinstrübungen* (»Benommenheit«) mit und ohne Schwindel und Müdigkeitsgefühl. Meist treten sie zu Beginn der Behandlung auf und finden sich – dosisabhängig – am ehesten bei dämpfenden Antidepressiva. Während dieses Symptom noch am häufigsten erkannt und mitgeteilt wird, werden isolierte mnestische Blockaden (black outs) meist übersehen. Ähnlich wie bei Alkohol- und Tranquilizerabusus wird bei scheinbar intakter Wahrnehmungs- und Handlungsfähigkeit der Eindruck nicht in das Kurz- bzw. später Langzeitgedächtnis übernommen, so daß er schließlich fehlt. Solche mnestischen Lücken können sich – besonders bei differenzierteren Menschen – zwar unangenehm bemerkbar machen oder gar erschrecken, sind jedoch ohne ernstere Bedeutung und werden auch hingenommen, wenn man sie als vorübergehende Begleiterscheinung erläutert.

Dagegen wird die relativ oft angeführte *»paranoid-halluzinatorische Symptomprovokation«* zwar kontrovers diskutiert, scheint aber eher überschätzt zu werden. Immerhin soll man bei Patienten mit einer (auch latenten oder überstandenen) Schizophrenie nicht mit MAO-Hemmern (Parnate, Jatrosom) behandeln, um jedes Risiko auszuschließen.

Schließlich fällt bei manchen Langzeitbehandlungen auf, daß die Patienten gelegentlich matt, antriebsarm, gelegentlich sogar gefühlsmäßig verflacht und mißgestimmt wirken, auch wenn die depressive Phase definitiv abgeklungen ist. Häufig handelt es sich hier allerdings um sogenannte chronifizierte Depressionen mit jahrelangen Leiden, bei denen krankheitsbedingt auch eine gewisse Persönlichkeitsänderung möglich ist. Welche Anteile bei einem solchen »anergisch-affektlahmen« oder *»dysphorisch-depressiven Syndrom«* pharmakogenen Ursprungs bzw. Teil des chronifizierten Leidens sind, ist schwer abzuschätzen. Auf jeden Fall erfordert aber gerade ein solcher Zustand eine besonders intensive psychagogische Betreuung des Patienten und stützende Gespräche für die Verwandten durch den Arzt (nach *Böning*).

Neurologische Begleiterscheinungen sind ungleich seltener als vegetative Nebenwirkungen und in der Regel abhängig von Dosishöhe und Therapiedauer. Dazu gehören *Zuckungen* im Mundbereich oder an anderen Körperpartien, die zwar stören, im allgemeinen jedoch nur subjektiv wahrnehmbar sind. Als vegetativer »Absetzeffekt« nach langfristiger Antidepressivum-Gabe gelten akathisieähnliche Erscheinungen (vorübergehende *körperliche Unruhe,* vor allem in den Beinen) sowie bisweilen leichtere *Geh- und Sprechstörungen* (Dysarthrie). Auch sind diskrete parkinsonähnliche Bilder möglich, speziell bei hohen Dosen, vor allem nach Infusionen. Sie äußern sich in einer etwas ausdrucksärmeren (»leeren«) *Mimik* und in einer angedeuteten Bewegungsstarre.

Gelegentlich wird über eine vorübergehende Schwäche oder Schwere der Beine geklagt, eine Art abrupte motorische Blockierung für Sekunden oder Minuten. Bisweilen kommt es auch zu einem »kataleptischen« *Tonusverlust*, wobei die Patienten bei klarem Bewußtsein und ohne Hinweis auf vagovasale Kreislaufdysregulation plötzlich kurzfristig bewegungslos verharren oder gar atonisch zusammensacken. Insbesondere bei entsprechenden Durchblutungsstörungen des Gehirns kann es auch einmal zu sogenannten drop attacks kommen, einer hämodynamischen Dysregulation (vor allem im vertebro-basilären Bereich) mit Einknicken oder gar Hinstürzen (nach *Böning*).

Die Gefahr eines *Grand mal-Anfalls* bei entsprechender Disposition bzw. erniedrigter Krampfschwelle wurde bereits erwähnt. Ursachen: forcierter Behandlungsbeginn, abruptes Absetzen, zerebrale »Vorschädigung«, Dosishöhe u. a. Eine besondere Belastung kommt bestimmten Präparaten (z. B. Ludiomil) zu.

Haut: gelegentlich allergische Reaktionen, vom Juckreiz über Erytheme bis zu Exanthemen. Selten; gehen manchmal trotz Beibehaltung der Medikation zurück. Sonst Antidepressivum wechseln. Mitunter zeigen sich auch Ödeme an Lidern, Gesicht und Fußknöcheln; ebenfalls harmlos, verschwinden nach Absetzen. Auch von Haarausfall wird bisweilen berichtet.

Magen-Darm-Trakt: Neben der häufigeren Obstipation finden sich gelegentlich Diarrhoe sowie eine Verminderung der Magensaftsekretion. Mitunter Klage über Magendruck, Übelkeit, gelegentliches Erbrechen.

Leber: selten Erhöhung der alkalischen Phosphatase. Extrem selten intrahepatischer cholestatischer Ikterus.

Schilddrüsenfunktion: kann mitunter geringfügig in Richtung einer hypothyreotischen Stoffwechsellage verschoben sein. Selten Struma.

Galaktorrhoe/Gynäkomastie: möglich (z. B. Dogmatil), die meisten Antidepressiva erhöhen den Prolaktinspiegel jedoch nicht.

Somatotropes Hormon: Erhöhung möglich.

Amenorrhoe: selten, schwer differenzierbar, ob depressionsbedingt oder/und medikamentös.

Im weiteren finden sich gelegentlich Kopfdruck, leichte Temperaturerhöhung sowie eine Zunahme des intraokkulären Druckes (Vorsicht bei Engwinkel-Glaukom).

Anhang: Antidepressiva und Abhängigkeitsgefahr

Die Gefahr einer Abhängigkeit besteht bei Antidepressiva nicht. Diese Erkenntnis ist wichtig und sollte sich auch in der Bevölkerung verbreiten. Während Tranquilizer und Hypnotika vom Benzodiazepin-Typ bis vor kurzem in dieser Hinsicht verharmlost und z.T. über Monate oder Jahre hinweg rezeptiert und damit eingenommen wurden, machte sich ausgerechnet bei den in dieser Hinsicht problemlosen Antidepressiva (und Neuroleptika) eine gewisse Unsicherheit breit. Bestimmte Antidepressiva (und Neuroleptika) dienen sogar der Entzugsbehandlung (z. B. Aponal).

6. Prophylaxe und Therapie mit Lithiumsalzen

Lithium ist ein in der Natur weit verbreitetes Leichtmetall. Es wurde 1818 in einem Mineral (lithos, griech. = Stein) gefunden, kommt aber auch in See- und Mineralwasser, Pflanzen und Tiergeweben vor. Es steht den Alkali- und Erdalkaliionen Na^+, K^+, Ca^{++} und Mg^{++} nahe, die sich alle in den Körperflüssigkeiten und -geweben finden und zahlreiche enzymatische Reaktionen steuern. Auch in den meisten menschlichen Geweben finden sich Spuren von Lithium, wobei jedoch eine physiologische Funktion bisher nicht bekannt ist.

Schon im 5. Jahrhundert n. Chr. sollen lithiumhaltige Mineralwasser gegen verschiedene körperliche und seelische Störungen eingesetzt worden sein. Im 19. und frühen 20. Jahrhundert behandelte man damit Nierensteine, Gicht und rheumatische Beschwerden. Der leicht sedierende Effekt von Lithium wurde bereits 1949 entdeckt und als Möglichkeit zur Behandlung von Manien beschrieben. Der Durchbruch gelang jedoch erst, als man rund ein Jahrzehnt später seinen Wert in der Rezidivprophylaxe gegen manisch-depressive Erkrankungen und schließlich sogar als gezieltes Therapeutikum gegen die Manie erkannte. Inzwischen ist Lithium weltweit verbreitet.

Trotz einer Fülle internationaler Untersuchungsbefunde ist sein Wirkungsmechanismus noch weitgehend unbekannt. Die potentiellen Angriffspunkte und die im Experiment zu beobachtenden Reaktionen sind so zahlreich, daß man letztlich nicht weiß, worauf die therapeutische Effektivität zurückzuführen ist.

Indikationen

Die *Hauptindikationsgebiete* der Lithiumpräparate (s. S. 147) sind

– die manisch-depressive Erkrankung (manische und depressive Phasen wechseln sich ab: Zyklothymie)

– die endogene Depression (nur depressive Phasen)
– die reine Manie (nur manische Phasen)
– die schizoaffektive Psychose (s. u.).

Je typischer diese Leiden verlaufen, desto besser pflegen sie auf Lithium anzusprechen. Am günstigsten ist die *vorbeugende Wirksamkeit* bei manisch-depressiver Krankheit, bei Manie und endogener Depression. Bipolare Verläufe (manisch oder depressiv) pflegen besser zu reagieren als monopolare (nur manisch oder depressiv).

Bei den sogenannten schizoaffektiven Psychosen, bei denen schizophrene sowie manische und/oder depressive Syndrome in annähernd gleicher Ausprägung vorkommen, ist die Wirkung weniger überzeugend. Ein Versuch kann sich trotzdem lohnen. Der Erfolg scheint um so größer zu sein, je weniger charakteristisch die schizophrene Symptomatik und je ausgeprägter das manische oder depressive Syndrom ist.

Auch bei sehr häufigen Phasen im Rahmen einer manisch-depressiven Erkrankung hat Lithium oft keine prophylaktische Wirkung. Bei solchen »rapid cyclers« mit mehr als vier Phasen pro Jahr empfiehlt sich der Versuch mit Carbamazepin oder einer Kombination Lithium/Carbamazepin (s. S. 72).

Therapieempfehlungen aus früheren Jahren oder laufenden Projekten (chronischer Alkoholismus, Zwangsneurose, Veitstanz, Torticollis spasticus, prämenstruelle Spannungen, Migräne, Cluster-Kopfschmerz, Aggressivität, vor allem unkontrollierte Affektausbrüche bei hirngeschädigten Patienten und dissozialen Verhaltensweisen, Spätdyskinesie, Gil-de-la-Tourette-Syndrom u. a.). bieten bisher noch keine vergleichbar sicheren Erkenntnisse. In der inneren Medizin wurde Lithium zur Behandlung von Leukopenien (z. B. durch zytostatische Behandlung) versucht. Etabliert ist die Therapie (z. B. jodinduzierter) thyreotoxischer Krisen.

Die *Akuttherapie* bei hypomanischen und manischen Zuständen wird in der Regel als Kombinationsbehandlung mit Lithium sowie nieder- und/oder hochpotenten Neuroleptika (z. B. Neurocil, Truxal, Melleril bzw. Haldol, Glianimon, Tesoprel/Impromen usw.) erfolgen. In leichteren Fällen kann man es auch mit Lithium allein versuchen, besonders wenn die Nebenwirkungen der Neuroleptika bekannt, gefürchtet und abgelehnt werden.

Man muß allerdings berücksichtigen, daß die antimanische Wirkung des Lithiums frühestens nach acht bis zehn Tagen einsetzt.

Therapievoraussetzungen und spezielle Behandlungshinweise

Früher galten als Voraussetzung für eine Lithiumprophylaxe mindestens drei Krankheitsphasen in den letzten fünf Jahren bzw. zwei in höchstens drei Jahren.

Heute wird diese Vorbeugung bereits empfohlen, wenn innerhalb von fünf Jahren bei reinen Depressionen oder Manien bzw. im Verlauf von vier Jahren bei manisch-depressiven Erkrankungen eine zweite Krankheitsepisode auftritt. Dabei müssen allerdings individuelle Gesichtspunkte, vor allem die Intensität des Krankheitsbildes, berücksichtigt werden.

Wichtig ist auch die Einstellung und Mitarbeit des Patienten. Er sollte durch keine unrealistische, aber doch zuversichtlich vorgebrachte und umfassende Aufklärung erfahren, daß es sich hier um eine Langzeitbehandlung handelt, bei der z. T. unangenehme Nebenwirkungen auftreten können. Er muß die Fähigkeit besitzen, diese Begleiteffekte von Überdosierungserscheinungen zu unterscheiden (*s. S. 67*). Und er muß sich einer regelmäßigen Kontrolle der Lithium-Serum-Konzentration unterziehen. Die Behandlung mit Lithiumsalzen setzt einen höheren Kooperationsgrad als bei anderen Psychopharmaka voraus.

Die antimanische Medikation im Akutfall greift – wie erwähnt – in der Regel nach ein bis zwei Wochen. Dagegen können bis zu sechs Monate und mehr verstreichen, bis die antidepressive bzw. antimanische *prophylaktische* Wirksamkeit deutlich wird. Man muß dem Patienten also erläutern, daß er sich hier mindestens ein halbes Jahr in Geduld fassen muß, um ihn nicht in Resignation verfallen zu lassen.

Bei etwa einem Drittel der Patienten kommt es zu keiner Erkrankungsphase mehr. Etwa jeder zweite zeigt eine deutliche Verminderung von Häufigkeit und Leidensintensität. Bei etwa jedem fünften Kranken läßt sich keine befriedigende Besserung registrieren. Diese sogenannten »Nonresponder« sind nicht vorher zu erkennen. Sie gehen aber zu einem großen Teil auf mangelnde Einnahmezuverlässigkeit (Compliance) zurück. Völlige Versager sind bei fachgerechter und konsequenter Behandlung nur selten hinzunehmen.

Generell ergaben Langzeitbeobachtungen von Patienten, die nur unvollkommen auf Lithiumprophylaxe zu reagieren schienen, daß bei genauer Untersuchung dennoch nicht nur die Schwere des Leidens, sondern auch die Dauer und vor allem Häufigkeit der Rückfälle vermindert werden konnten. Auch lassen sich die gesunden Zwischenzeiten verlängern. Dies alles ist ein nicht zu unterschätzender Therapieerfolg, auch wenn die Kranken, die von einer völligen Genesung ausgegangen waren, mitunter enttäuscht und resigniert reagieren.

Rückfallgefahr: Auf jeden Fall kommt es beim (vor allem abrupten) Absetzen von Lithium in 20–50 % der Fälle innerhalb weniger Monate oder Wochen (bisweilen auch nur Tage) zu meist akuten, schweren Rückfällen. Je instabiler die Stimmungslage, desto größer das Rezidivrisiko. Man muß deshalb jene Patienten, die sich mehr erhofft haben und daher zu unregelmäßiger Medikation neigen, darauf hinweisen, daß auch eine Milderung des Erkrankungsrisikos auf verschiedenen Ebenen (Schwere, Häufigkeit, Dauer) einen Erfolg darstellt.

Auch nach Absetzen der Dauermedikation (der Lithium-Spiegel halbiert sich in der Regel in 24 Stunden) sind Rückfälle mehr oder minder rasch zu erwarten. Dabei scheint es keine Rolle zu spielen, wie lange der Patient das Präparat schon eingenommen hat. Bei Wiedererkrankung durch Behandlungsunterbrechung sollte sofort wieder Lithium gegeben werden, was meist zu rascher Besserung führt.

Behandlungsdauer: Nach mehrjähriger erfolgreicher Gabe kann ein Absetzversuch erfolgen. Man sollte ihn aber nicht vor drei, frühestens zwei Jahren vornehmen. Bei – früher häufigeren – schweren und langfristigen Krankheitszuständen kann eine Behandlung über viele Jahre oder gar mehrere Jahrzehnte notwendig werden.

Das Ausschleichen sollte unter nervenärztlicher Kontrolle auf mehrere Monate verteilt werden. Es kann sich aber auch auf ein Jahr und mehr erstrecken. Ein schlagartiges Absetzen ist gefährlich (s. o.).

Prädiktoren eines guten Therapieerfolgs sind eine rezidivierende affektive Psychose (manisch-depressive Erkrankung, endogen depressive bzw. manische Phase), vollständige Remission (Rückbildung der Krankheitsphasen mit Symptomfreiheit), weniger als drei Phasen pro Jahr, familiäre Belastung mit affektiven Psychosen sowie erfolgreiche Lithiumbehandlung eines Verwandten ersten Grades.
Wenn nach sechs Monaten bis zu einem Jahr ein Rückfall ausbleibt, kann auch mit weiteren Therapieerfolgen gerechnet werden.

> Eine definitive Erfolgsbeurteilung ist aber erst nach ein bis zwei Jahren möglich.

Kontraindikationen, Vorsichtsmaßnahmen und Anwendungsbeschränkungen

Die Behandlung mit Lithiumsalzen setzt eine sorgfältige Bestandsaufnahme voraus. Das mag auf den ersten Blick mühsam erscheinen. Wer jedoch schon einmal einen unglücklichen Patienten (und seine Angehörigen!) mit Depression und/oder Manie über längere Zeit betreut hat, weiß, daß der Therapieerfolg jede Mühe lohnt. Auf was ist im einzelnen zu achten?

Kontraindikationen

Niere: Absolute Kontraindikationen sind schwere Nierenfunktionsstörungen (z. B. Pyelonephritis, Glomerulonephritis). Relative Kontraindikationen sind jene Krankheiten, die u. a. auch zu Nierenfunktionsstörungen führen können.

Herz- und Kreislauferkrankungen: Absolute Kontraindikationen gelten hier für einen erst kurz zurückliegenden Herzinfarkt sowie schwere Herz- und Kreislaufstörungen.

Schwangerschaft: Im Tierversuch wirkt Lithium teratogen. Beim Menschen wurden bisher Augenanomalien, orale Spaltbildungen, kardiovaskuläre Mißbildungen (z. B. *Ebstein*-Syndrom) und die Entwicklung einer intrauterinen Struma beobachtet, die später zu Atembeschwerden führen kann.

Deshalb gelten für die Verwendung von Lithium in graviditate folgende Empfehlungen:

● Frauen im gebärfähigen Alter müssen sich um eine zuverlässige Kontrazeption bemühen, wenn sie Lithium einnehmen.

● Im ersten Trimenon der Schwangerschaft ist Lithium abzusetzen, es sei denn, die Mutter würde dadurch ernsthaft gefährdet. Diese Entscheidung setzt eine enge Kooperation zwischen Nervenarzt und Gynäkologen voraus.

● Ist die Lithium-Therapie während der Schwangerschaft zwingend, muß der Serumtiter im ersten Trimenon mindestens einmal wöchentlich kontrolliert werden, um den niedrigsten wirksamen Spiegel zu erzielen. Vorsicht bei Natriumverlusten als Folge einer Behandlung mit Diuretika, Einschränkung der Kochsalzzufuhr oder starkem Schwitzen.

● In den Tagen vor dem Geburtstermin sollte Lithium schließlich abgesetzt werden. Dies erfordert jedoch eine enge nervenärztliche Kontrolle.

● Auch während der Stillzeit ist Lithium abzusetzen, oder die Patientin muß abstillen, was in der Regel vorgezogen wird. Denn Lithium geht in nicht unerheblicher Konzentration in die Muttermilch über.

Operationen: Lithium soll 48–72 Stunden vor chirurgischen Eingriffen nicht mehr gegeben werden, besonders wenn eine Medikation mit Muskelrelaxanzien geplant ist.

Nach der Operation kann es sofort wieder eingenommen werden.

Vorsichtsmaßnahmen und Anwendungsbeschränkungen

Im Kindesalter sollte die Lithiumbehandlung Pädopsychiatern oder Spezial-Ambulanzen vorbehalten bleiben.

Im höheren Lebensalter kann eine Lithiumprophylaxe eingeleitet werden. Da jedoch bei älteren Menschen die glomeruläre Filtrationsrate ab- und damit die Gefahr einer Lithiumintoxikation zunimmt, sind häufigere Nierenfunktionskontrollen notwendig.

Vorsicht ist neben *renalen Störungen* mit verminderter glomerulärer Filtration – wie bereits erwähnt – vor allem bei Patienten mit einer *Epilepsie* (Anfallsprovokation), mit *Parkinson'scher Krankheit, Psoriasis vulgaris, Myasthenia gravis, Morbus Addison* sowie bei schwer *reduziertem Allgemeinzustand* und *Arteriosklerose* geboten.
Vermehrte Aufmerksamkeit gilt auch bestimmten *Herzleiden* (Sinusknoten-Dysfunktion, sinuatriale Leitungsstörung) sowie – besonders bei Langzeitmedikation – bei operativen Eingriffen an der *Schilddrüse* oder einer *Thyreoiditis* in der Vorgeschichte. Hier kann es zu einer reversiblen Hypothyreose kommen.
Hypothyreote Kranke können Lithium erhalten, doch muß ihre Schilddrüsenfunktion besonders sorgfältig überwacht und ggf. mit einer angepaßten Substitutionstherapie gestützt werden.
Bei *Diabetikern* ist auf eine eventuelle lithiumbedingte Zunahme des Körpergewichts (s. u.) und ein labileres Ansprechen auf Insulin zu achten.
Alkoholkranken mangelt es gewöhnlich nicht nur an der notwendigen Behandlungsdisziplin, ihr körperlich reduzierter Zustand kann auch ein erhöhtes Intoxikationsrisiko darstellen.
Bei anhaltendem oder sich wiederholendem *Durchfall* oder *Erbrechen* mit evtl. schweren Elektrolytverschiebungen (Kalium, Natrium) sollte zumindest vorübergehend auf Lithium verzichtet werden, vor allem im höheren Alter.

Besondere Vorsicht auch bei Patienten mit *Lungenleiden* (respiratorische Insuffizienz bei unzureichender Kompensation eines erhöhten Atemwegwiderstandes).

Lithium kann unter Umständen auch bei normalem Serumspiegel zu Bewegungsunsicherheit, Tremor, Konzentrationsstörungen und Verwirrtheitszuständen, insbesondere bei *hirnorganischem Abbau* führen.

Arzneimittelwechselwirkungen

Mit einer erhöhten Intoxikationsgefahr ist schon bei verringerter Zufuhr von Kochsalz zu rechnen (salzarme Diät), wie es häufig als erste Maßnahme zur Hochdruckbehandlung empfohlen wird. Aber auch starke Kochsalzverluste durch interkurrente Infekte mit Fieber und Schwitzen oder nach dem Einsatz von Saluretika können entsprechende Warnsymptome provozieren.

Nachstehend eine Übersicht der wichtigsten Arzneimittel, bei denen es unter gleichzeitiger Gabe von Lithium zu Arzneimittel-Interaktionen kommen kann. Engmaschige Serumspiegeluntersuchungen, ggf. Dosisanpassung sind zu empfehlen.

- Diuretika (Thiazide wie Hydrochlorothiazid, Chlortalidon und Analoga [Kombination nur unter höchster Vorsicht], Spironolacton, Furosemid)
- nichtsteroidale entzündungshemmende Medikamente (Indometacin, Phenylbutazon, Ibuprofen, Ketoprofen, Diclofenac, Piroxicam)

- Antihypertensiva (Methyldopa)
- Tetrazykline
- Xanthinhaltige Medikamente (Koffein, Theophyllin, Aminophyllin)
- Neuroleptika (Phenothiazine wie Thioridazin, Chlorpromazin: EEG-Veränderungen und vermehrt Dyskinesien, besonders bei hohen Neuroleptikadosen, älteren Patienten und hirnorganischen Störungen; häufiger EEG-Kontrollen)
- osmotische Diuretika
- Carboanhydrasehemmer wie Acetazolamid

Saluretika, nichtsteroidale entzündungshemmende Medikamente, Antiepileptika, Methyldopa und Tetrazykline sowie Neuroleptika vom Phenothiazintyp können die Lithium-Ausscheidung verringern (Intoxikationsgefahr). Xanthinhaltige Medikamente, Acetazolamid und osmotische Diuretika können dagegen die Elimination erhöhen (Wirkungsverlust).

Vorsicht ist ferner geboten (verstärkte Nebenwirkungen) bei Kombination von Lithium mit

– Carbamazepin (Verstärkung der zentralnervösen Wirkungen, besonders bei hirnorganischen Störungen. Ähnliches gilt für Phenytoin)
– Antidepressiva (Verstärkung von Tremor und Koordinationsstörungen, evtl. Auslösung epileptischer Anfälle, mögliche Provokation einer Manie)
– Neuroleptika vom Butyrophenon-Typ (z. B. Haloperidol), bei denen in höherer Dosierung die extrapyramidal-motorischen Nebenwirkungen verstärkt werden können.

Varia: Eine Elektrokrampfbehandlung kann auch unter Lithiumprophylaxe erfolgen. Man sollte jedoch Lithium einige Tage vorher ab- und ein bis zwei Tage nach der letzten Durchflutungstherapie wieder ansetzen.

Da Auswirkungen auf die kardiale Erregungsausbreitung und -rückbildung von Lithium beschrieben worden sind, ist bei digitalisierten (u. U. auch bei nicht-digitalisierten) Patienten eine regelmäßige EKG-Kontrolle empfehlenswert.

Voruntersuchungen – Einstellung – Verlaufskontrolle

Vorinformationen: Die Patienten müssen darauf hingewiesen werden, daß eine Änderung in ihrem Nahrungsverhalten zu vermeiden ist. Stets muß für eine ausreichende Kochsalz- und Flüssigkeitszufuhr gesorgt werden (bei langen Reisen, vor allem im Sommer, Reservetrinkflasche mitführen). Keine Diätkuren ohne ärztliche Kontrolle.

Untersuchungen vor Lithiumverordnung: Da Lithium fast gänzlich über die Nieren ausgeschieden wird, hängt seine Verträglichkeit in erster Linie von der renalen Lithiumclearance ab. Aus diesem Grunde verbietet es sich bei jeder Funktionseinschränkung oder gar Erkrankung der Nieren. Vorsicht bei Leiden, die zu Nierenfunktionsstörungen führen können (*s. S. 56*).

Bei Einschränkung der renalen Konzentrationsfähigkeit kann es schnell zu einem Wasserverlust (verringerte Flüssigkeitszufuhr oder zusätzlicher Flüssigkeitsverlust), zu einer Dehydratation und damit zu einer Erniedrigung der renalen Lithiumclearance kommen. Die Folge ist eine Lithiumintoxikation. Im Alter sinkt die Clearance physiologisch ab. Bei Erkrankungen oder Therapien, die zu Elektrolytstörungen führen können (z. B. Erbrechen, Diarrhoe, Abmagerungskuren, interkurrente Infekte, Gabe von Diuretika, salzarme Diät) ist eine engmaschige Kontrolle – evtl. unter Mitarbeit eines Nephrologen – empfehlenswert.

Routineuntersuchungen bei Neueinstellung:

- Anamnese (Niere, Herz, Schilddrüse, Schwangerschaft, Medikamente)
- internistische und neurologische Untersuchung
- Hämoglobin, Leukozyten, Blutsenkung
- Kreatinin, Harnstoff, Harnsäure, Urinstatus, Kreatininclearance, ggf. 24-Stunden-Urinvolumen
- T3, T4, TSH
- EKG, Blutdruck, Puls
- EEG
- Körpergewicht, Halsumfang (später vom Patienten weitermessen lassen)
- ggf. Schwangerschaftstest.

Einstellung: Mit einer halben bis einer Tablette beginnen (am besten in Retard-Form). Nach acht Stunden ist die Resorption abgeschlossen. Bis zwölf Stunden nach der Tabletteneinnahme steigt der Spiegel an. Nach fünf bis sieben Tagen ist ein Gleichgewicht erreicht. Deshalb empfiehlt sich nach etwa einer Woche die erste Serumkontrolle. Danach langsame Dosissteigerung – falls nötig –, jedoch nicht mehr als eine halbe Tablette alle drei Tage. Zuletzt verteilt sich die Medikation auf morgens und abends, gerade bei Retard-Präparaten, um zu hohe Konzentrationen zu vermeiden. Treten stärkere Nebenwirkungen auf, soll die größere Dosis am Abend verabreicht werden (geringere Ausprägung der renalen Nebenwirkungen?).

Letztlich richtet sich die tägliche Tabletteneinnahme nach der gemessenen Lithium-Serumkonzentration. Diese ist allerdings starken Schwankungen unterworfen. Bei gleicher Dosierung können sich die Lithium-Serumwerte von Patient zu Patient um das Drei- bis Fünffache voneinander unterscheiden. Daran ist bei ungewöhnlichen Werten während der Verlaufskontrolle zu denken. Auch die Empfindlichkeit für Nebenwirkungen kann von Patient zu Patient stark abweichen.

Früher lagen die Dosisempfehlungen höher. Heute sieht man bei geringeren Lithiumkonzentrationen vergleichbar gute prophylaktische Wirkungen – jedoch mit weniger Begleiterscheinungen behaftet.

Ein klinisch brauchbarer Lithium-Spiegel liegt zwischen 0,5 und 1,2 mmol/l. Dabei gilt es jedoch zu differenzieren zwischen

- vorbeugender Medikation bei manischen und/oder depressiven Syndromen: im allgemeinen zwischen 0,5–0,8 mmol/l
- antimanischer Medikation im Akutfall: zwischen 0,8 und 1,2 mmol/l

Insgesamt soll man möglichst niedrige Wirkspiegel anstreben, am besten zwischen 0,5 und 0,8 mmol/l. Bei älteren Patienten sowie ausgeprägteren Nebenwirkungen muß man einen vertretbaren Mittelweg austesten. Manchmal kann man auch mit reduzierter Dosis einen Rückfall vermeiden. Bei den geringsten Anzeichen einer erneuten Krankheitsphase (Fremdanamnese!) muß jedoch die Lithiumdosis sofort erhöht werden.

Zwischen 0,6 und 0,8 mmol/l sind jedoch bereits Nebenwirkungen möglich, im Einzelfall sogar früher.

Über 65 Jahre sollten geringere Dosen angestrebt werden (Gefahr niedrigerer glomerulärer Filtrationsrate).

Die Bestimmung des Lithium-Spiegels im Serum erfolgt in den ersten drei bis vier Behandlungswochen einmal wöchentlich; danach ein halbes Jahr alle vier bis acht Wochen, bei langfristiger und konstanter Gabe alle drei Monate. Längere Zwischenräume sind nur in Ausnahmefällen tolerierbar. Bei Rezidiven ist die Lithium-Serumkonzentration häufiger zu bestimmen.

Die Abnahme der Serumprobe muß zeitlich richtig geplant werden, am besten 11 bis 13 Stunden *nach* der letzten Einnahme (günstigster Zeitpunkt: 12 ± 0,5 Stunden). Beispiel: letzte Einnahme ca. 20.00 Uhr, Blutentnahme gegen 8.00 Uhr am nächsten Morgen – *vor* der üblichen morgendlichen Lithiumeinnahme.

Die Erhaltungsdosis richtet sich nach dem vorangegangenen Lithium-Spiegel. Manische Kranke vertragen deutlich höhere Serumspiegel als nicht-manische.

Die Lithium-Bestimmung ist heute in praktisch allen modernen Klinik- und zahlreichen ambulanten Laboratorien möglich. Es genügen 10 ml Blut, die nicht besonders behandelt werden müssen.

Verlaufskontrolle:

- Kreatinin im Serum: stets parallel zur Bestimmung der Lithiumkonzentration
- Körpergewicht, Halsumfang (stets vom Patienten selber prüfen lassen, vierteljährlich vom betreuenden Arzt)
- T3, T4, TSH: jährlich; ggf. TRH-Test
- Natrium, Kalium, Kalzium: jährlich
- 24-Stunden-Urinvolumen, Kreatininclearance: jährlich
- EKG: jährlich
- EEG: bedarfsweise, bzw. bei zusätzlicher Medikation mit Gefahr der Wechselwirkungen (z. B. Neuroleptika zur Akutbehandlung eines manischen Rezidivs).

Bei Verlaufsproblemen und Risikopatienten sind die entsprechenden Kontrollen häufiger anzusetzen.

Nebenwirkungen: Diagnose und Therapie

Die Lithiumsalze sind heute unverzichtbare Hilfen in der Behandlung affektiver Psychosen. Sie haben jedoch eine geringe therapeutische Breite (etwa der der Herzglykoside vergleichbar). Das setzt eine engmaschige Kontrolle voraus.

Keine Probleme – auch unter langjähriger Gabe – bereiten Suchtgefahr (keine Toleranzentwicklung, keine Entzugserscheinungen beim Absetzen), Sensibilisierung und Wirkungsabschwächung (stets gleichbleibender Therapieeffekt vom Medikament aus).

Dafür sind harmlose bis lästige Begleiterscheinungen relativ häufig, besonders zu Beginn der Therapie. Sie gehen jedoch in der Regel innerhalb der ersten Wochen spürbar zurück. Hierzu gehören im einzelnen:

Körperliche Begleiterscheinungen

Feinschlägiger Fingertremor: tritt bei etwa jedem zehnten bis vierten Patienten auf, verstärkt bei seelischer Anspannung. Am häufigsten als vorübergehender Begleiteffekt, mitunter jedoch auch während der gesamten Therapie anhaltend, selten sogar als grobschlägiges Zittern. *Therapieversuch:* Umsetzen auf Retard-Formen, Dosisreduktion, ggf. zeitlich begrenzte Gabe eines Beta-Rezeptorenblockers (z. B. Dociton). Anticholinergika (z. B. Akineton) erweisen sich als wirkungslos.

Magen-Darm-Beschwerden: Appetitverlust, Übelkeit, Völlegefühl, Meteorismus, Druck und Schmerzen in der Magengegend, Brechreiz, Erbrechen, vermehrter Stuhlgang, ungeformter Stuhl bis hin zur Diarrhoe (vor allem bei Gabe von Retard-Präparaten?). Diese Symptome klingen nach einer gewissen Zeit im allgemeinen wieder von selber ab. *Therapieversuch:* langsam einschleichende Dosierung, Dosisanpassung, ggf. Präparateumstellung.

Muskelschwäche: kann am Anfang sehr stören, geht aber in der Regel nach zwei- bis sechswöchiger Behandlung zurück.

Müdigkeit und Schläfrigkeit: vor allem zu Beginn der Behandlung, läßt nach einiger Zeit von selber nach.

Durst und/oder häufiges Wasserlassen: bei etwa jedem vierten bis zweiten Patienten. Lithium kann die Regulation des Wasserhaushaltes sowie die Fähigkeit zur Urinkonzentration stören, weil die Niere auf die Wirkung des antidiuretischen Hormons (ADH) nicht mehr ausreichend anspricht (nephrogener Diabetes insipidus). Damit ist die Fähigkeit zur Reabsorption vermindert und es kommt zur Polyurie mit Nykturie (Folge: Schlafstörung), außerdem Durstgefühl, Polydipsie und Gewichtszunahme (s. u.). Diese Beeinträchtigung der renalen Konzentrationsleistungen kann erheblich irritieren, ist aber harmlos. Sie geht parallel mit Dauer und Dosishöhe der Lithiumbehandlung (eine lithiumbedingte Polyurie scheint häufiger bei Lithiumspiegeln über 0,8 mmol/l aufzutreten). Ödeme sind selten und dann meist gering ausgeprägt. *Therapieversuch:* Durst und häufiges Wasserlassen sind lästig, jedoch ungefährlich und bilden sich im allgemeinen im Laufe der Therapie zurück. Auch mögliche Gesichts- und Knöchelödeme verschwinden nach einiger Zeit von selber wieder (sonst Dosisreduktion). Eine gezielte Behandlung mit antidiuretischem Hormon (z. B. Vasopressin) hat keinen Erfolg. Wichtig ist gerade in diesem Fall eine nüchterne Aufklärung: Der Patient muß auf jeden Fall ausreichend trinken, da es sonst rasch zu einem Wasserverlust kommt. Diese Dehydratation kann zu einer Erniedrigung der renalen Lithiumclearance und damit zu einer Lithiumintoxikation führen. Auch der Anstieg der Lithiumserumkonzentration bei unveränderter Dosierung und Wasserbilanz kann auf eine Abnahme der Lithiumclearance hinweisen. (Im Alter sinkt die Clearance physiologisch ab.) In einem solchen Fall muß der Nephrologe konsultiert werden. Dies gilt auch für einen zu raschen oder überhöhten Anstieg bei vorsichtiger Dosiserhöhung.

Gewichtszunahme: bei etwa jedem fünften bis zehnten Patienten. Flüssigkeitsaufnahme und -ausscheidung können zwischen fünf und zehn Liter pro Tag betragen. Nach Absetzen des Lithium normalisieren sich Trinkbedürfnis und Wasserlassen, Gesichts- und Knöchelödeme gehen zurück. *Therapieversuche* unter Langzeitmedikation: kalorienfreie Getränke, regelmäßige Kontrolle des Körpergewichts, zusätzliche Gewichtsregulation durch sportliche Betätigung und mäßiges Essen (bei jedoch ausreichender Wasser- und Kochsalzzufuhr; deshalb auch [extreme] Abmagerungskuren vermeiden!).

Struma: Eine euthyreote Struma ist in etwa 5 bis 10 (20) % aller Fälle zu erwarten, vor allem in endemischen Strumagebieten. Sie basiert wahrscheinlich auf der Schilddrüsenhemmwirkung von Lithium und verschwindet nach allgemeiner Dosisreduktion oder Absetzen wieder. Häufig finden sich Veränderungen im TRH-Test (»präklinische oder subklinische Hypothyreose«). Eine manifeste Hypothyreose ist jedoch selten. *Therapieversuch:* ggf. medikamentöser Versuch mit Thyroxin (z. B. Euthyrox). Kontrollen empfehlenswert, u. U. eingehendere Schilddrüsendiagnostik durch den Internisten; doch führt diese Nebenwirkung nur in Ausnahmefällen zum Absetzen der Lithiummedikation.

Wichtig für den Patienten: regelmäßig Halsumfang messen lassen.

Weitere Symptome: Aknebildung und andere Hautunreinheiten, Exanthem, Exazerbation einer Psoriasis; Haarausfall; Juckreiz; Magengeschwür; Verminderung von Libido und Potenz, gelegentlich aber auch Steigerung des sexuellen Verlangens; reduzierte Alkoholtoleranz; Kopfschmerzen; mitunter eine parkinsonähnliche Rigidität; bisweilen ein leichter Hyperparathyreoidismus; dezente Schwindelerscheinungen; metallischer Geschmack im Mund; Beeinflussung des Kohlenhydratstoffwechsels; sehr selten Krampfanfälle.

Möglich ist auch eine leichte Minderung der renalen Konzentrationsleistung ohne Beeinträchtigung der glomerulären Filtrationsrate; ferner geringgradige Veränderungen im EEG sowie in der Repolarisationsphase des EKG. Auch eine minimale Leukozytose bei normaler BSG wird gelegentlich beobachtet.

Dies alles ist in der Regel jedoch kein Grund, die Lithiummedikation zu reduzieren oder gar abzusetzen. Die Überprüfung der Nierenfunktion durch einen Internisten empfiehlt sich jedoch bei verstärkter Polyurie/Polydipsie, einer ansteigenden Kreatininserumkonzentration, einer eingeschränkten Fähigkeit zur Urinkonzentration und einer kontinuierlich zunehmenden Lithiumkonzentration bei unveränderter Dosierung oder einem Mißverhältnis zwischen Anstieg der Lithiumkonzentration und (relativ geringgradiger) Dosiserhöhung.

Psychische Begleiterscheinungen

Gelegentlich Störungen von Konzentration und Merkfähigkeit, rascher Auffassungsgabe, Präzision des Denkens und vor allem Kreativität. Die ursächlichen Zusammenhänge zwischen Lithium und diesem *»dyskognitiven Syndrom«* sind noch nicht geklärt. Sie betreffen vor allem Patienten mit intellektuellen Aufgaben und sind weniger für die Akut-, mehr für die Langzeitprophylaxe von Bedeutung. *Therapieversuch:* Dosisanpassung in Zusammenarbeit mit dem Patienten.

Überdosierungserscheinungen und Intoxikation

Zumeist bei steilem Dosisanstieg und rascher Zunahme der Serum-Lithiumkonzentration können sich bestimmte Beschwerden und Krankheitszeichen einstellen.

Warnsymptome: verstärkte Müdigkeit und Mattigkeit, ausgeprägtere Sedierung, passagere Benommenheit bis leichte Verwirrtheitszustände; vermehrt Schwindel; Lichtempfindlichkeit; wachsende Appetitlosigkeit mit Übelkeit, Erbrechen, dünnem Stuhl, Diarrhoe; fein- bis grobschlägiges Händezittern; zunehmender Durst, vermehrtes Wasserlassen; Muskelschwere, Muskelschwäche, Muskelzuckungen (z. B. ruckartige Armbewegungen); Gehstörungen bis hin zur Ataxie; verwaschene Sprache.

Solche Überdosierungserscheinungen können jedoch im Verlaufe der Behandlung zurückgehen, besonders bei Gabe von Retard-Tabletten.

Mit einer **Intoxikation** ist ab einem Lithium-Spiegel zwischen 1,2 bis 1,5 bzw. 2,0 mmol/l zu rechnen.

Symptomatik: zunehmende Müdigkeit, Schläfrigkeit, ausgeprägte Schwäche und schließlich Abgeschlagenheit; Gedächtnisstörungen, Desorientierung, Verwirrtheit, wachsende Bewegungsunruhe; Halluzinationen; verstärkter Schwindel; undeutliche und verwaschene Sprache; wachsende Übelkeit, vermehrtes Erbrechen sowie Durchfälle; mittel- bis grobschlägiger Tremor der Hände; Nystagmus, Tinnitus; faszikuläre Muskelzuckungen, Rigor, Reflexsteigerung, Muskelschwäche (vor allem im Bereich des Unterkiefers), Ataxie; Choreoathetose; akutes Psychosyndrom, Bewußtseinstrübung, Gefahr eines Komas.

Im lebensbedrohlichen Zustand (etwa ab 3,5 mmol/l) kommt es schließlich zu Krampfanfällen, paroxysmalem Strecktonus, zu Nierenversagen, Stupor, Delir, schließlich Schock und tiefem Koma, zuletzt Herzstillstand. Besondere Probleme ergeben sich naturgemäß bei älteren Patienten.

Ursachen: Eine Lithiumintoxikation kann vielfältige Gründe haben. Dazu gehören

- eigenmächtige oder irrtümliche Überdosierungen
- Suizidversuch
- natriumarme Diät, Kombination mit Diuretika, Gewichtsabnahme bzw. Schlankheitskuren, starkes Schwitzen, interkurrente Infekte, andere Flüssigkeitsverluste
- äußere Eingriffe wie Narkose, Operation u. a.

Notfallmaßnahmen

- Daran-Denken
- Lithium sofort absetzen
- umgehende Lithium-Bestimmung
- stationäre Einweisung (symptomatische Behandlung: Wasser- und Elektrolythaushalt sichern, Nierenfunk-

tion regeln, Blutdruck, Atem- und Lungenfunktion überprüfen, Infektionen verhindern, ggf. Hämodialyse, u. U. mehrfach. Rezidivgefahr beachten. Abschluß der Behandlung frühestens nach zwei Wochen, wenn wieder konstante Serumlithiumspiegel gemessen und keine Vergiftungssymptome mehr registriert wurden, da es immer wieder zu toxischen Konzentrationen durch erneuten Lithiumausstrom aus den Gewebezellen kommen kann.

Schlußfolgerung

Die Aufzählung bedrohlicher Intoxikationssymptome kann irritieren. Glücklicherweise sind sie jedoch selten. Meist werden die Prodromi rechtzeitig registriert, richtig gedeutet und adäquat abgefangen.

Im übrigen gilt Lithium heute nach seinem verzögerten Start weltweit als das wichtigste und sicherste Prophylaktikum bei manisch-depressiven, depressiven und rein manischen Erkrankungen. Alternative Überlegungen (s. S. 70) können dieses Therapieprogramm wirkungsvoll ergänzen, derzeit aber noch nicht voll ersetzen. Dabei sollte man nicht nur an das individuelle Leid eines jeden Betroffenen und seiner Angehörigen denken. Es gilt auch die Möglichkeiten zu nutzen, den aus diesen Krankheiten häufig drohenden vielfältigen psychosozialen bzw. gesellschaftlichen Schaden (Manie) einzugrenzen. Auch ist es erlaubt, in einer Zeit der wachsenden finanziellen Belastungen daran zu erinnern, daß durch jeden sorgfältig eingestellten Lithium-Patienten im Laufe der Zeit auch die Folgekosten einer längerfristigen stationären Behandlung vermieden werden können.

Die Lithiumbehandlung ist keine Therapie ohne Beeinträchtigung und Risiken. Doch gemessen an dem, was sie zu verhindern vermag, gilt sie als eine der großen Meilensteine in der Medizingeschichte.

7. Alternativen zur Lithium-Therapie

Lithiumsalze gelten derzeit als die wichtigste Therapie-möglichkeit gegen einen drohenden Rückfall im Rahmen einer depressiven und/oder manischen Erkrankung. Gleichwohl geht die Forschung weiter, besonders angesichts der erwähnten Begleiterscheinungen und Komplikationsmöglichkeiten. Gerade wegen eventueller Komplikationen wird nicht selten von nicht-psychiatrischer Seite manchen bis dahin erfolgreich prophylaktisch behandelten Patienten der Vorschlag gemacht, die Lithium-Medikation abzubrechen. Eine derartige, wenn auch gut gemeinte Empfehlung ist jedoch problematisch, wenn man bedenkt, daß nach Absetzen in etwa der Hälfte der Fälle innerhalb der kommenden Monate ein Rückfall droht.

Um diese Schwierigkeiten zu umgehen und weil es auch bei einer Lithiumprophylaxe 10 bis 20 % Versager gibt, hat man seit jeher nach Alternativen geforscht. Dafür bieten sich folgende Möglichkeiten an:

Dauerbehandlung mit Antidepressiva

Natürlich hat man schon früher versucht, durch eine fortlaufende Behandlung mit Antidepressiva einen drohenden Rückfall zu verhindern. Systematische Langzeituntersuchungen gibt es jedoch erst in letzter Zeit, weil man sich früher eher auf Lithium verließ. Dabei kam man im wesentlichen zu folgenden Erkenntnissen:

Eine langfristige Anwendung von tetra- und vor allem trizyklischen Antidepressiva bringt noch am ehesten bei periodischen Depressionen (nur depressive Phasen in unregelmäßigen Abständen) eine Art Dauerschutz. Nach einigen Ergebnissen ist sie den Lithiumsalzen nicht nur gleichwertig, sondern sogar teilweise überlegen (z. B. Tofranil). Selbst die Kombination Antidepressivum/Lithiumsalz soll hier nicht besser wirken.

Bei manisch-depressiven Verläufen ist seltener mit einem Erfolg zu rechnen, bei manischen Zuständen überhaupt nicht; im Gegenteil: Eine Dauermedikation mit trizyklischen Antidepressiva kann hier sogar manische Phasen auslösen.

Im allgemeinen wird man eine antidepressive Therapie dort beibehalten, wo die symptomfreien Intervalle (gesunde Zwischenzeiten) erfahrungsgemäß nur kurz auszufallen pflegen. Unter diesem Aspekt ist dann der verfügbare Serum-Spiegel der Antidepressiva wenigstens noch hoch genug, um das plötzlich ausbrechende Beschwerdebild mit rasch steigender Dosierung schnell und wirksam abfangen zu können. Noch günstiger ist bei solchen Verläufen allerdings eine längerfristige Kombination Antidepressivum/Lithium.

Abschließend darf man aber nicht übersehen, daß eine kontinuierliche antidepressive Therapie das depressive Zustandsbild auch zu chronifizieren vermag. Man muß also eine solche Dauerbehandlung sorgfältig abwägen.

Rezidivprophylaxe mit einem Depot-Neuroleptikum

Schon früh gab es Hinweise, daß vor allem niederpotente Neuroleptika auch antidepressiv wirken. Andererseits können unter langfristiger Behandlung mit Neuroleptika z. T. schwere depressive Zustandsbilder auftreten. Dabei bleibt die Frage ungeklärt, ob es sich um eine neuroleptisch bedingte »pharmakogene Depression« handelt, oder um eine depressive Symptomatik schizophrener Patienten, wie sie häufig auch ohne Antipsychotika vorkommt. Wahrscheinlich handelt es sich um eine Kombination verschiedener Ursachen.

In letzter Zeit wird vermehrt darauf hingewiesen, daß das Langzeit-Neuroleptikum Fluanxol Depot eine phasenprophylaktische Wirkung entfalte. Dies betrifft vor allem manisch-depressive Erkrankungen und schizoaffektive Psychosen, bei denen depressive oder manische sowie schizophrene Krankheitszeichen in annähernd gleicher Ausprägung vorliegen.

Obgleich – bei kontroversen Ansichten – bisher noch keine allgemein gültigen Therapieempfehlungen vorliegen, kann man Fluanxol Depot bei Patienten mit einer schizoaffektiven Psychose, manisch-depressiven Erkrankung oder endogenen Depression versuchen, wenn zur Rezidivprophylaxe Lithiumsalze bisher keinen Erfolg brachten bzw. eine Lithiumunverträglichkeit besteht.

Die Vorteile liegen u. a. auch in der Depot-Form, die bei zwei- bis dreiwöchiger Injektion eine sichere Einnahmezuverlässigkeit garantiert. Der Nachteil sind die Nebenwirkungen: vegetative Symptome, insbesondere Kreislaufbelastung mit Hypotonie und Tachykardie sowie extrapyramidal-motorische Störungen, bis hin zu den gefürchteten Spätdyskinesien, besonders nach Langzeitmedikation.

Nicht zu unterschätzen ist die Gefahr eines sogenannten postremissiven Erschöpfungssyndroms nach längerer Medikation mit Adynamie, Initiativelosigkeit, Leistungseinschränkung und erneuten Überforderungsgefühlen mit möglicherweise verstärkter Suizidalität.

Dauerbehandlung mit Antiepileptika

Seit Beginn der 70er Jahre setzt man in der Forschung auf bestimmte Antiepileptika als Rezidivprophylaxe bei Depressionen und manischen Zuständen. Dabei handelt es sich neben der *Valproinsäure* (Convulex, Ergenyl, Leptilan, Mylproin, Orfiril, Valcote) vor allem um das *Carbamazepin,* das erfolgreich auf sich aufmerksam gemacht hat.

Die bisherigen Erfahrungen sind ermutigend. Nachfolgend deshalb eine ausführliche Beschreibung.

Carbamazepin

Carbamazepin (Sirtal, Tegretal, Timonil) ist seit langem für zwei *Indikationsbereiche* weltweit von Bedeutung: 1. für zerebrale Anfallsleiden (z. B. psychomotorische und fokale Anfälle, Grand-mal-Epilepsie) und 2. für paroxysmale Schmerzsyndrome (z. B. Trigeminusneuralgie).

Darüber hinaus hat das dem ersten Antidepressivum Tofranil strukturchemisch ähnliche Carbamazepin eine phasenprophylaktische Wirkung bei manisch-depressiven Erkrankungen und einen therapeutischen Effekt bei der Manie. Der Behandlungserfolg bei rein depressiven Phasen scheint noch nicht gesichert.

Besonders positiv ist der rasche Wirkungseintritt und die relativ geringe Nebenwirkungsrate. Interessant ist Carbamazepin für manisch-depressive Erkrankungen mit schnellem Phasenwechsel und – wegen der erwähnten geringeren Begleiterscheinungen – für Manien im höheren Lebensalter. Selbst bei agitierten schizophrenen und schizoaffektiven Psychosen pflegt es erfolgreich zu sein, zumindest können bei einer Kombinationstherapie Neuroleptika eingespart werden.

Psychomotorisch gehemmte depressive Syndrome scheinen weniger gut anzusprechen.

Nebenwirkungen: vor allem zu Therapiebeginn Müdigkeit, Benommenheit, Schwindel und ataktische Störungen (einschleichend dosieren). Ferner Sehstörungen, Doppelbilder, Magen-Darm-Beschwerden wie Übelkeit und Erbrechen, Herzrhythmusstörungen, Ausschläge, Juckreiz, Leukopenie und andere Blutbildungsstörungen. Auch wenn es sich hier um dosisabhängige Nebenwirkungen handelt, sind regelmäßige Kontrollen des Blutbildes, der Leberwerte und der Plasmakonzentration unerläßlich.

So positiv sich Carbamazepin nun seit bald zwei Jahrzehnten für dieses erweiterte Indikationsspektrum anläßt, eine Empfehlung als Phasenprophylaxe bei manisch-depressiven Erkrankungen, periodischen Depressionen und manischen Zuständen ist erst dann möglich, wenn Carbamazepin vom Bundesgesundheitsamt für diese Indikation zugelassen ist. Vorerst bleiben deshalb Lithiumsalze das Mittel der Wahl.

Weitere Hoffnungen knüpfen sich daher an Neu- oder Fortentwicklungen mit gleichem Wirkungsprofil, aber weniger Begleiterscheinungen (z. B. Oxcarbamazepin). Auch auf anderen Gebieten laufen entsprechende Versuche (z. B. Beta-Rezeptorenblocker, der Kalziumantagonist Verapamil u. a.).

8. Therapie mit MAO-Hemmern

Mitte der 50er Jahre beobachtete man bei (depressiv verstimmten) Patienten, die mit dem damals neuen Tuberkulostatikum Iproniazid behandelt worden waren, eine auffallende Aktivität und Geschäftigkeit und eine unbegründete Verbesserung der Stimmungslage. Das war die Geburtsstunde der Monoaminooxidase-Hemmer (MAO-H). Die Reaktion war zunächst begeistert. Danach kam eine Phase der Ernüchterung und nicht zuletzt die Konkurrenz des im gleichen Jahr (1957) eingeführten ersten trizyklischen Antidepressivums (Tofranil).

Indikationen

Früher gab man die MAO-Hemmer vor allem bei schweren psychomotorisch gehemmten Depressionen. Doch die diesen Substanzen besonders im deutschen Sprachraum zugeschriebene stark antriebssteigernde Wirkung hat sich in kontrollierten Studien im Grunde nicht bestätigt. Heute werden die bei uns erhältlichen MAO-Hemmer Parnate und das Kombinationspräparat Jatrosom vorwiegend bei ängstlich-gehemmten depressiven Syndromen leichterer Ausprägung eingesetzt. Schwere depressive Zustände scheinen weniger gut anzusprechen, obgleich auch hier immer wieder von positiven Erfahrungen berichtet wird. Ähnliches gilt für atypische Depressionen.

MAO-Hemmer werden auch nicht selten und oft mit gutem Erfolg herangezogen, wenn sich eine Therapieresistenz auf tri- und tetrazyklische Antidepressiva herausstellt. Sie wirken aber nicht nur antidepressiv, sondern auch gegen phobische und unmotivierte Ängste. Weil sie die kognitiven Funktionen kaum beeinträchtigen (s. u.), werden sie auch als unterstützende medikamentöse Maßnahme bei psycho-, insbesondere verhaltenstherapeutischen Verfahren empfohlen.

Vor- und Nachteile

MAO-Hemmer haben unbestreitbare Vorteile, die jedoch wegen der notwendigen Vorsichtsmaßnahmen und zu erwartenden Nebenwirkungen etwas in den Hintergrund getreten sind. Dazu gehören:

- schneller Wirkungseintritt, meist innerhalb weniger Tage, bisweilen schon nach der ersten Applikation,
- keine Sedierung bzw. nur gelegentlich geringe initiale Müdigkeit. Dadurch werden Vigilanz und Leistungsfähigkeit so gut wie nicht beeinträchtigt,
- kaum Kardiotoxizität; im Vergleich zu den Antidepressiva, bei denen gelegentlich eine Beeinträchtigung bestimmter Herzfunktionen bedacht werden muß, liegen hier praktisch keine ungünstigen Erfahrungen vor.

In letzter Zeit gewinnen die MAO-Hemmer wieder an Bedeutung. Neue Präparate mit vermindertem Risiko (selektive MAO-Hemmer) sind in Erprobung.

Vorsichtsmaßnahmen: MAO-Hemmer sollen nicht verordnet werden bei unruhigen oder gar agitierten Depressiven und bei starken Schlafstörungen.

Beim Einsatz von MAO-Hemmern muß der Patient sorgfältig darüber aufgeklärt werden, daß er während der Behandlung folgende tyraminhaltige Genuß- und Lebensmittel zu vermeiden hat: Käse, Fisch, Wurst, bestimmte Obst- und Gemüsesorten, Alkohol u. a. (Einzelheiten *s. Tab.* 5)

Tabelle 5: Genuß- und Lebensmittel, die bei Behandlung mit MAO-Hemmern zu vermeiden sind*

Käse: insbesondere gereifter (d. h. stark riechender bzw. fermentierter, alter) Käse wie Emmentaler, Brie, Camembert, Gorgonzola, Gouda, Schafskäse, Stilton, Cheddar, Edamer, Chester, (österr.) Bergkäse u. a.
Frischkäse ist (mit Vorsicht) erlaubt.

Käsehaltige Nahrungsmittel: Pizza, Fondue, viele (besonders italienische) Saucen, Salat-Dressings usw.

Fleisch: Leber (Huhn, Rind, Schwein), Leberwurst, Wild,

Fleischextrakte u. a. Besonders Vorsicht bei gealtertem Fleisch wie beispielsweise Corned Beef usw.
Frischfleisch ist erlaubt.

Wurst: Salami, fermentierte Würste (wie Peperoni-Wurst), Landjäger.

Fisch: Scholle, Seehecht, Fischstäbchen, (eingelegte) Salzheringe, Sardellenfilet, Dorsch, Goldbarsch, Kabeljau, Seelachs u. a. Besonders auf jene Produkte achten, die auf lange Haltbarkeit präpariert sind (z. B. gepökelter Hering).

Obst: Ananas, Avocados, Trockenfrüchte wie Rosinen und Feigen, (überreife) Bananen, u. U. Orangen und Papayafrüchte. Generell auf verdorbene oder getrocknete Früchte achten.

Gemüse: Hülsen von dicken Bohnen (Saubohnen, Pferdebohnen), Kartoffeln, Spinat, Tomaten.

Alkohol: Wein (besonders Rotwein, z. B. Chianti), Sherry, Vermouth, Cognac, Bier (nicht mehr als ein Viertel Liter pro Tag). Weniger gravierend scheinen alkoholische Getränke in reiner Form zu sein wie z. B. Gin, Wodka, Whisky.

Varia **: Hefe, Hefeextrakte, saure Sahne (in größeren Mengen), Schokolade, Anchovis, Kaviar, Kaffee, Cola, Sauerkraut, Pilze, Rote Beete, Rhabarber, Currypulver, Quark, Worcester-Sauce, Soja-Sauce, Süßholz, Lakritze, Schnecken u. a.

---

* in Abhängigkeit von Dosis, Behandlungsdauer, Wirkstoff, Arzneimittel-Interaktionen, individueller Disposition und weiteren Faktoren (Nahrungsmittel nicht frisch, aus der Tiefkühltruhe oder einer soeben geöffneten Konservendose usw.)
** Meist Dokumentation von Einzelfällen, die eine generelle Warnung übertrieben erscheinen lassen. Ausnahme: Patienten, bei denen sich bereits Symptome hypertoner Krisen erkennen ließen

---

Ein weiterer Risikofaktor ist die gleichzeitige Behandlung mit sympathikomimetischen Substanzen, wie z. B. Lokalanästhetika mit Adrenalinzusatz (Zahnarzt), Antihypotonika vom Adrenalin-Typ sowie Reserpin-Präparate. Auch dürfen keine Stimulanzien (sowie entsprechende Appetitzügler) eingenommen werden.

Mögliche Begleiterscheinungen (besonders bei diätetischen Fehlern): Nervosität, Schlaflosigkeit (nur morgens und mittags verabreichen), Schwindel, Kopfschmerzen, sowie – dosisunabhängig – allergische Reaktionen. Die meisten Probleme bereiten die zu erwartenden hypotonen oder hypertonen Blutdruckveränderungen. Hypertone Krisen äußern sich vor allem in Hinterhauptsdruck, Beklemmungsgefühlen, Angst und Unwohlsein. Besonders gefährlich kann dies z. B. bei älteren zerebralsklerotischen Patienten werden (Subarachnoidalblutung u. a.).

Weitere, eher seltene Nebenwirkungen sind Obstipation, Mundtrockenheit sowie gelegentlich Potenzstörungen und verzögerter Samenerguß.

Kombination mit anderen Antidepressiva

Die anfangs gehäuft auftretenden Berichte über Komplikationen bei der Kombination von MAO-Hemmern mit anderen Antidepressiva führten zu der Warnung, möglichst nicht beides miteinander zu verabreichen, schon gar nicht ambulant. Beim Umstellen sollte ein mindestens 8- bis 14tägiges medikamentenfreies Intervall eingehalten werden. Inzwischen weiß man jedoch, daß eine sehr vorsichtige gemeinsame Anwendung vor allem bei sogenannten therapieresistenten Depressionen eine zusätzliche Behandlungsmöglichkeit bietet. Allerdings bleiben solche Versuche grundsätzlich der stationären Therapie vorbehalten. Zwar hat man heute mögliche Nebenwirkungen, wie z. B. hypertensive Krisen, auch ambulant besser im Griff, doch erscheint hier das Risiko nach wie vor zu groß.

Klinisch lassen sich insbesondere bei therapieresistenten Depressionen auf diese Weise gute Erfolge erzielen, sofern bestimmte Kriterien beachtet werden (Diät, Interaktion mit anderen Medikamenten, regelmäßige Blutdruck-Kontrollen). Auch sollen sich dadurch einzelne vegetative Begleiterscheinungen wie Mundtrockenheit, Akkommodationsstörungen, Übelkeit, Erbrechen, Obstipation, Harnretention, Schwindel, Tremor, Verdauungsstörungen u. a. reduzieren lassen.

Dosierung

Man baut ein Amitriptylin-Präparat (z. B. Saroten, Tryptizol, Laroxyl) über eine Woche langsam auf 100 mg täglich
auf und gibt dann vorsichtig 10 mg Jatrosom pro die hinzu.
Eine langsame Steigerung dieser Dosierung ist in Ausnahmefällen möglich.

Der umgekehrte Weg, zuerst MAO-Hemmer und dann ein
trizyklisches Antidepressivum, wird selbst stationär als zu
riskant angesehen. Gleiches gilt für die Kombination von
Jatrosom und parenteral verabreichten trizyklischen Antidepressiva. Auch die gleichzeitige Gabe eines antriebssteigernden Antidepressivums mit einem MAO-Hemmer ist
abzulehnen.

Schlußfolgerung

Wenn man sich zum Einsatz von MAO-Hemmern ent-
schlossen hat, was für viele Kollegen in Klinik und Praxis
zur täglichen Routine geworden ist und in letzter Zeit
immer häufiger zu werden scheint, sollte man sich an folgende Grundregeln halten:

- Die Nahrungs- und Genußmittel, die der Patient zu
  meiden hat, sind eingehend mit ihm zu besprechen. Am
  besten gibt man ihm die Kopie obiger Tabelle mit. Diese
  Restriktionen sind mindestens bis zu zwei Wochen nach
  Absetzen einzuhalten.
- Jeder mitbehandelnde Arzt und vor allem Zahnarzt
  muß auf die Einnahme von MAO-Hemmern hingewiesen werden.
- Der Patient muß jedes selbstgekaufte Medikament vor
  der Einnahme mit seinem Arzt besprechen.
- Bei Auftreten möglicher Begleiterscheinungen, insbesondere stärkerer Kopfschmerz, ist sofort der behan-
  delnde Arzt zur Blutdruckkontrolle aufzusuchen.

9. L-Tryptophan

Von der essentiellen Aminosäure L-Tryptophan werden etwa 0,5 g/Tag mit der täglichen Nahrung aufgenommen. Ein geringer Teil davon wird im Hirnstoffwechsel zu dem Neurotransmitter Serotonin umgebildet. Die Hirnneurone, die den Botenstoff Serotonin synthetisieren und freisetzen, spielen vor allem bei Appetit-, Sexual- und Aggressionsverhalten, affektiver Steuerung, bestimmten Hypophysenhormonen und bei der Regulation des Schlaf-Wach-Rhythmus eine wichtige Rolle.

Eine der Katecholaminhypothesen der Depression basiert auf der Erkenntnis, daß bestimmte depressive Zustände mit erniedrigten Serotonin-Werten einhergehen. Deshalb erschien es logisch, den Serotonin-Präkursor L-Tryptophan zu verabreichen, um diesen absoluten oder relativen Mangel durch ein vermehrtes Angebot auszugleichen. Dabei scheint auch die richtige Ernährung eine wichtige Rolle zu spielen: Beim Eintritt von L-Tryptophan in das ZNS muß die Substanz mit anderen Aminosäuren um ein gemeinsames Transportsystem konkurrieren; eine proteinarme und kohlenhydratreiche Mahlzeit kann deshalb den Effekt von L-Tryptophan verbessern.

Klinische Aspekte

Der Einsatz von L-Tryptophan bei gestörtem Schlaf-Wach-Rhythmus (vor allem in Form der Intervalltherapie) und bei L-Dopa-induzierten Psychosen hat sich offenbar durchgesetzt. Von einer antidepressiven Wirkung wurde bereits Anfang der 60er Jahre berichtet. Dabei erscheint die Gabe von L-Tryptophan als Serotonin-Vorläufersubstanz bei Serotonin-Mangel-Depressionen geradezu zwingend. Leider gibt es bisher keine klinische oder biochemische Möglichkeit, eine solche Depressionsform differentialdiagnostisch abzugrenzen.

Auf jeden Fall kann die Gabe von L-Tryptophan (z. B.

Kalma, L-Tryptophan-Tabletten) im ambulanten Bereich bei leichten bis mittelschweren depressiven Zuständen versucht werden. Rein depressive Verläufe scheinen besser als manisch-depressive Erkrankungen anzusprechen. Als Ausschlußkriterium gilt eine erhöhte Suizidalität, bei der man möglichst umgehend und ausreichend hochdosiert mit den „klassischen" Antidepressiva vorgehen soll.

Eine weitere Indikation sind leichte bis mittelschwere depressive Zustände im Klimakterium. Bei depressiven Frauen in der Menopause wurden stark erniedrigte Werte des freien Tryptophan gefunden, die dem Stimmungstief offenbar parallel gehen.

Bei schweren Depressionen kann sich eine Kombinationstherapie Antidepressivum/L-Tryptophan als nützlich erweisen. Dabei soll man zumindest bei unipolar depressiven Verläufen (nur depressive Phasen) eine Tagesdosis von 6 g L-Tryptophan nicht überschreiten.

Schließlich scheint sich L-Tryptophan auch für den fraktionierten Entzug von Benzodiazepin-Tranquilizern bzw. -Hypnotika anzubieten. Dabei wurde von entsprechenden Erfolgen sowohl mit L-Tryptophan allein als auch in Kombination mit einem niederpotenten Neuroleptikum oder einem sedierenden Antidepressivum (z. B. Aponal) berichtet, notfalls unterstützt durch einen angstlösenden Beta-Rezeptorenblocker.

Schlußfolgerung

Neben der Behandlung des gestörten Schlaf-Wach-Rhythmus und L-Dopa-induzierten Psychosen kann L-Tryptophan auch bei depressiven Zuständen die Therapiemöglichkeiten erweitern, wobei sich offenbar die günstigsten Ergebnisse in Kombination mit Antidepressiva erreichen lassen.

10. Pflanzenheilmittel

Pflanzenheilmittel haben seit Jahrtausenden ihren Zweck erfüllt. Die älteste Beschreibung von Heilmitteln und Heilpflanzen fand man in Keilschrift auf Tontafeln etwa 4000 v. Chr. im Persischen Golf. Rund 1000 Heilpflanzen, darunter auch Baldrian, enthält das älteste Kräuterbuch des chinesischen Arztes und Kaisers *Shen Hung* um 3000 v. Chr. Der altägyptische *Papyrus Ebers* beschreibt um 1550 v. Chr. 700 Heilpflanzen mit detaillierten Anwendungshinweisen. Die Materia Medica des Assubanipal stellt um 650 v. Chr. neben anderen Heilmitteln 250 aus Pflanzen gewonnene Arzneien vor.

Die Fortschritte der chemischen Technologie um die Jahrhundertwende förderte einerseits die Strukturaufklärung von Pflanzenwirkstoffen, andererseits aber auch die vollständige chemische Synthese mit der Folge, daß bald entsprechende Modifikationen mit neuen therapeutischen Eigenschaften möglich wurden. Die Geburtsstunde der modernen Pharmakotherapie hatte geschlagen. Die z. T. spektakulären Behandlungserfolge mit den synthetischen Arzneistoffen verdrängten nach und nach die Pflanzenheilmittel. In der Bundesrepublik Deutschland erfuhren die Heilpflanzen nach dem Zweiten Weltkrieg von einer naturwissenschaftlich-technisch ausgerichteten Medizin fast nur Geringschätzung. Sie verschwanden weitgehend aus den Forschungslabors und damit auch aus Klinik und Praxis. Lediglich einige Pflanzen, deren Hauptwirkstoffe man einzeln gewinnen und nach den Regeln der Naturwissenschaft exakt auf ihre Wirkung überprüfen konnte (z. B. die Digitalisglykoside) blieben anerkannt und wurden weiter beforscht. Alles andere überließ man der Volksheilkunde oder »Erfahrungsmedizin« (als ob nicht die gesamte Medizin Erfahrungsmedizin ist). Andere Nationen gingen nicht so radikal vor und bewahrten sich damit eine kontinuierliche Heilpflanzentradition. Im übrigen sind in den letzten Jahren auch in der Naturstoffanalytik von komplexen Pflanzenextrakten große Fortschritte erreicht worden, die eine gleichbleibende klinische Wirksamkeit garantieren.

Nun macht sich bei uns seit einigen Jahren eine gewisse »Chemie-Müdigkeit« bemerkbar, die von einer »Renaissance der Phytopharmaka« begleitet wird. Das Pendel scheint zurückzuschwingen, es droht eine Kippreaktion. Das aber wäre ein Fehler, denn synthetische und Pflanzenheilmittel können sich sinnvoll ergänzen.

Begriff und Definition

Die Phytotherapie oder Pflanzenheilkunde ist die Behandlung von Befindlichkeitsstörungen oder Krankheiten mit Hilfe von Pflanzenheilmitteln.

Dazu gehören Pflanzenteile, Pflanzenextrakte oder die reinen, mittels technischer Verfahren isolierten und gereinigten Wirkstoffe. Die Arzneipflanzen oder wirkstoffhaltigen Pflanzenteile werden als Drogen bezeichnet. Offizinelle Drogen sind alle in Arzneibüchern registrierten Drogen und die aus ihnen isolierten Reinstoffe. Für sie existieren gesetzlich verbindliche Prüfvorschriften, die die nichtoffizinellen Drogen nicht betreffen.
Die fertigen Arzneimittel nennt man Phytopharmaka.
Je nachdem, wo der Wirkstoff besonders konzentriert ist, verarbeitet man Blüten, Blätter, Kraut (oberirdische Teile der meist krautigen Pflanze), Wurzeln, Wurzelstöcke, Knollen, Zwiebeln, Früchte, Samen, Rinde von Stamm oder Wurzeln sowie das Holz der Arzneipflanzen.

Anwendungsmöglichkeiten: Phytopharmaka werden einerseits in der Praxis verordnet, andererseits von den Patienten zur Behandlung von Befindlichkeitsstörungen und zur Prophylaxe von Krankheiten selber eingesetzt (Selbstmedikation). Am häufigsten finden sich Phytopharmaka als Antitussiva, Expektoranzien, Bronchospasmolytika, Kardiaka, Laxanzien, Lebertherapeutika, Magen-Darm-Mittel, Roboranzien, Urologika, Venenmittel und Sedativa.

Indikationen im psychischen Bereich

Psychische Störungen und ihre psychosozialen und psychosomatischen Folgen werden seit Menschengedenken mit

Zubereitungen aus Zitronenmelisse, Lavendel, Rosmarin, Baldrian, Hopfen, Salbei, Kamille, Pfefferminze, Quendel, Weissdorn, Passionsblume, Johanniskraut u. a. behandelt. Im einzelnen:

- leichtere depressive Verstimmungen: Johanniskraut
- Unruhe, Nervosität und Erregungszustände: Baldrianwurzel, Hopfen
- nervöse Erschöpfungszustände: Baldrian, Johanniskraut
- Schlafstörungen: Baldrian, Melisse, Hopfen.

Zwar wird die milde Wirkung einer großen Zahl von Pflanzenheilmitteln erst bei längerem kurmäßigen Gebrauch offensichtlich. Doch ihr Vorteil liegt darin, daß sie – bestimmungsgemäß angewandt – weitgehend frei von schädlichen Nebenwirkungen und vor allem in der Behandlung nervöser, funktioneller oder psychosomatisch interpretierbarer Störungen hervorragend nutzbar sind.

Johanniskraut

Das Johanniskraut (Hyperici herba) besteht aus den zu Beginn der Blütezeit gesammelten Pflanzen oder getrockneten oberirdischen Teilen von Hypericum perforatum Linné sowie deren Zubereitungen in wirksamer Dosierung. Es hat im wesentlichen drei Anwendungsbereiche:

Äußerlich: 1. Ölige Hypericum-Zubereitung zur Behandlung und Nachbehandlung von scharfen und stumpfen Verletzungen, Myalgien und Verbrennungen 1. Grades.
Innerlich: 2. Ölige Hypericum-Zubereitungen bei dyspeptischen Beschwerden. 3. »Psychovegetative Störungen« mit Angst und/oder nervöser Unruhe sowie depressive Verstimmungszustände.

Kontraindikationen und Wechselwirkungen sind keine bekannt. Die einzige *Nebenwirkung* ist eine mögliche Photosensibilisierung, insbesondere bei hellhäutigen Personen.

Es gibt eine Reihe von Präparaten (Kytta-Sedativum, Lophakomp-Hypericum, Neurapas, Neuro-Presselin, Phytogran, Psychiatrin Jossa, Psychotonin M, Seda-Grandelat usw.), die in der einen oder anderen galenischen Zubereitung Johanniskraut enthalten. Die bekanntesten sind wohl Hyperforat, Sedariston Tropfen sowie Sedariston Kapseln (die von allen auf dem Markt befindlichen Formen den am stärksten konzentrierten Johanniskrautextrakt enthalten).

Spezielle Hinweise

Der Nutzen liegt im richtigen Gebrauch der Phytopharmaka: Bei offensichtlich leichteren depressiv und ängstlich getönten Befindensschwankungen, Spannungs- und Unruhezuständen sowie entsprechenden Schlafstörungen sollte man zuerst allein, später begleitend zur Medikation, eine konfliktzentrierte Gesprächstherapie, körperliche Aktivierung, Kontrolle der Genußgifte, soziotherapeutische Korrekturen (Beruf, Familie, Partnerschaft), Yoga und Autogenes Training versuchen. Haben diese Schritte bzw. Maßnahmen-Kombinationen keinen Erfolg, muß man bei dem Entschluß, Phytopharmaka heranzuziehen, auch konsequent, d. h. ausreichend lange und hoch dosieren. Es ist eine eigenartige Beobachtung, daß vor allem Tranquilizer häufig unkritisch lange und oftmals auch zu hoch dosiert werden, während man Neuroleptika, Antidepressiva und Pflanzenheilmittel unterdosiert und zu kurz verabreicht. Das führt zu vermeidbaren Mißerfolgen.
Wenn also Phytopharmaka, dann in ausreichender Dosierung. Natürlich haben auch Pflanzenheilmittel Begleiterscheinungen, die allerdings in der derzeitig herrschenden Sensibilisierung auf Nebenwirkungen mitunter (gezielt?) übertrieben werden. Die Hautüberempfindlichkeit bei zu starker Sonneneinstrahlung unter Johanniskraut-Gabe ist eine relativ seltene und einfach vermeidbare Reaktion. Ernster ist der Vorwurf, daß »auch der Baldrian krebserregend wirken könne«. Diese Berichte beziehen sich jedoch auf offenbar noch nicht bestätigte Vermutungen, die die Valepotriate aus mexikanischen Baldrian-Arten betreffen.

11. Pharmakotherapie der Depressionen im höheren Lebensalter

Da im höheren Lebensalter die Merk- und Konzentrationsfähigkeit in der Regel nachläßt, haben vor allem Senioren mitunter große Schwierigkeiten, das vom Arzt aufgestellte und eventuell überladene und komplizierte Dosierungsschema einzuhalten. Die Folge ist eine eventuelle Unter- oder Überdosierung. Solche Irrtümer sind in allen Altersstufen möglich, bei älteren Menschen aber am häufigsten.

Wenn beispielsweise ein Antidepressivum nur unregelmäßig eingenommen wird, entmutigt der unzureichende oder fehlende Effekt den Patienten und führt zu Nachlässigkeit oder eigenmächtigem Absetzen. Auf der anderen Seite können versehentliche oder eigenständige Überdosierungen zu verstärkten Nebenwirkungen oder gar Intoxikationserscheinungen führen. Aus diesem Grunde versucht man immer häufiger, Präparate mit einer Einmal-Dosis zu entwickeln. Dadurch lassen sich Einnahmefehler leichter vermeiden. Auf der anderen Seite muß man aber dadurch auch mit einer höheren Belastungs-, Nebenwirkungs- oder Intoxikationsrate rechnen.

Nicht zu vergessen sind die individuellen Beurteilungskriterien und eigenmächtigen Maßnahmen, vor allem älterer Patienten, mit immer der gleichen Tendenz: Wichtige wirksame Substanzen werden wegen unangenehmer Begleiterscheinungen unzuverlässig eingenommen oder weggelassen. Einer gewissen Sorgfalt und Regelmäßigkeit erfreuen sich dagegen Polyvitaminpräparate oder andere gegen das Alter propagierte Substanzen, deren Bedeutung und nachgewiesener Erfolg fraglich erscheinen.

Es ist unerläßlich, daß im therapeutischen Gesamtplan zuverlässige *Bezugspersonen* zur Verfügung stehen. Dies ist jedoch – gesellschaftlich bedingt – für die fast zehn Millionen Bürger in der Bundesrepublik über 65 Jahre immer seltener möglich. Es wird also in Zukunft immer schwieriger, die Regelmäßigkeit der Medikamenteneinnahme zu überwachen. Eine gewisse Erleichterung, wenn auch kein Ersatz für eine individuelle Betreuung sind spezielle Verordnungsschemata und sogenannte Dosets, die die schwerwiegendsten Einnahmefehler verhindern helfen. Im übrigen verbleibt – neben den Angehörigen und natürlich verstärkt, wenn solche fehlen –, die Hauptlast beim Hausarzt.

Besondere Probleme im höheren Lebensalter

Zwei Faktoren sind es vor allem, die eine Behandlung mit Medikamenten im Alter schwierig gestalten: Die schwer einschätzbare Änderung der Pharmakodynamik (Was macht das Medikament mit dem menschlichen Organismus?) sowie der Pharmakokinetik (Was macht der menschliche Organismus mit dem Medikament?).

Solche Differenzen treten nicht nur bei jedem Patienten in verschiedener Art und Ausprägung auf, sondern sie variieren auch von Präparat zu Präparat. Dazu kommen vermehrt mögliche Arzneimittel-Interaktionen bei verschiedenen Präparaten, wie es im „dritten Lebensalter" fast schon die Regel ist. Was muß im einzelnen beachtet werden?

Mit zunehmendem Alter scheint die Resorption oral verabreichter Stoffe verzögert oder verringert zu sein. Ausschlaggebend sind dabei die Sub- und Anazidiät des Magensaftes, intestinale Schleimhautveränderungen, verlangsamte Peristaltik, Rechtsherzinsuffizienz und eine Verringerung des mesenterialen Blutstroms. Natürlich gibt es auch zahlreiche Medikamente, die selbst im höheren Lebensalter unverändert gut (z. B. Antibiotika und Kortikosteroide), ja sogar gesteigert resorbiert werden (z. B. schwach basische Substanzen wie Koffein). Doch das ist eher die Ausnahme. Weitere Schwierigkeiten ergeben sich durch die schwer abschätzbare Verteilung der Substanzen im Organismus, was wiederum von der quantitativen Veränderung von Herzminutenvolumen, Gesamtvolumen, Mikrozirkulation, variabler Gewebs- bzw. Plasmaeiweißbindung, Metabolisierungsrate und Elimination resultiert.

Grundregeln in der Therapie von Altersdepressionen

Eine Depression im höheren Lebensalter ist mitunter schwer zu diagnostizieren. Man sollte zunächst eine Zuordnung nach Krankheitsbild versuchen.

Nosologische Zuordnung: Die Diagnose bestimmt die therapeutische Basisstrategie. Obwohl gerade im höheren Alter die mehrschichtigen Depressionen an Bedeutung zu gewinnen scheinen, ist eine eindeutige nosologische Klassifizierung immer günstiger. Dabei ist, wie schon einleitend erwähnt, von folgenden Untergruppen auszugehen:

Körperlich begründete (somatogene) Depressionen:
– Organische Depressionen: z. B. arteriosklerotische oder hirnatrophische Folgen, aber auch posttraumatische Zustandsbilder, depressive Vorpostensymptome bei anderen zentral angreifenden Leiden u. a.,
– Symptomatische Depressionen: postinfektiös, postoperativ, hämodynamisch, toxisch, endokrin, medikamentös u. a.

Psychogene Depressionen: reaktive, neurotische und Erschöpfungsdepressionen (depressive Entwicklung).

Endogene Depressionen: monophasisch (nur eine Phase) oder periodisch (immer wiederkehrend), dabei monopolar (d. h. nur depressive Phasen), manisch-depressiv (Zyklothymie) bzw. Involutions- oder Spätdepression (endogene Depression mit Erstmanifestation im Involutionsalter).

Gezielte Therapie

– *Körperlich begründbare Depressionen:* Behandlung des Grundleidens, vorsichtige Antidepressiva-Medikation.
– *Psychogene Depressionen:* psychotherapeutische und soziotherapeutische Maßnahmen, evtl. vorübergehend und in vorsichtiger Dosierung Antidepressiva.
– *Endogene Depressionen:* vorwiegend Antidepressiva, zusätzlich Psycho- und Soziotherapie sowie – gerade im höheren Alter – ggf. internistische Maßnahmen.
Bei der *phänomenologischen Differenzierung* nach Erscheinungsbild muß vor allem auf die Art der Antriebsstörung

geachtet werden, die ihrerseits einen entscheidenden Einfluß auf die Medikamentenwahl hat. Wie bereits in *Tabelle 3* ausführlich dargelegt, gibt es dabei folgende Unterscheidungsmöglichkeiten:

– *Depressive Verstimmung ohne ausgeprägte Antriebsstörungen:* Hier bieten sich primär depressionslösende und stimmungshebende Antidepressiva an, die weder merklich sedieren noch antriebssteigernd wirken (z. B. Tofranil, Gamonil u. a.)

– *Depressive Verstimmungen mit psychomotorischer Hemmung:* Hier kann man antriebssteigernde und aktivierende Antidepressiva geben (z. B. Pertofran, Trausabun, Noveril, Vivalan ICI, Anafranil, Dogmatil sowie – mit Einschränkung im höheren Lebensalter – die MAO-Hemmer Jatrosom und Parnate).

– *Depressive Verstimmungen mit ängstlicher Agitiertheit:* Hier empfehlen sich eher sedierende, entspannende und angstdämpfende Antidepressiva (z. B. Aponal, Equilibrin, Laroxyl, Ludiomil, Saroten (retard), Sinquan, Tolvin, Stangyl, Tryptizol) bzw. – falls notwendig – stark angstdämpfende, sedierende und schlafanstoßende Neuroleptika (z. B. Melleril (retard), Neurocil, Truxal, Atosil, im höheren Alter vor allem Eunerpan oder Dipiperon).

Spezielle Richtlinien

Jede Verordnung von Psychopharmaka unterliegt besonderen Richtlinien, wie sie für die Antidepressiva bereits detailliert dargelegt wurden. Eine entsprechende Medikation im höheren Lebensalter aber legt darüber hinaus noch besondere Vorsichtsmaßnahmen nahe. Im einzelnen:

Einschleichende Dosierung: Antidepressiva sollen grundsätzlich in langsam steigender Dosierung gegeben werden. Im höheren Alter muß aber noch behutsamer vorgegangen werden. Dies kann zwar die Wirkungslatenz (s. u.) noch mehr verzögern, zahlt sich aber aus, da die hier häufiger zu beobachtenden Begleiterscheinungen besser abgefangen werden können.

Dosisanpassung: Die durchschnittlichen Dosierungen der Antidepressiva liegen bei den Altersdepressionen u. U. um die Hälfte oder gar zwei Drittel niedriger als bei jüngeren und körperlich gesunden depressiven Patienten. Mitunter reicht also ein Drittel der sonst üblichen „Normaldosis". Auch hier sind es vor allem die Nebenwirkungen, die die individuelle Grenze signalisieren. Andererseits kann sich eine solche „geriatrische Medikation" auch als Unterdosierung erweisen und damit das depressive Syndrom chronifizieren. Wenn man noch in Rechnung stellt, daß nur etwa ein Drittel der älteren Patienten die Mittel regelmäßig einnimmt, läßt sich aufgrund dieser unglücklichen Kombination so mancher „Therapieversager" erklären und durch das konsequente Nachfassen des Hausarztes von selber beheben.

Eine zurückhaltende Medikation ist zumindest anfangs indiziert, wenn man den Patienten und seine Reaktion auf das verordnete Medikament noch nicht gut genug kennt. Danach empfiehlt sich jedoch eine vorsichtige Anpassung der Dosierung und vor allem das wiederholte Anmahnen der regelmäßigen Medikamenteneinnahme.

Was diese mangelhafte Einnahmezuverlässigkeit anbelangt, so hat es sich als zweckmäßig erwiesen, die mehrfachen Medikamenteneinnahmen pro Tag an immer wiederkehrende tägliche Ereignisse anzubinden, um der Vergeßlichkeit entgegenzuwirken. Die häufigsten Fixpunkte sind die Mahlzeiten. Die Einnahme während des Essens beugt dabei auch möglichen Ösophagusläsionen vor, besonders wenn man die Arzneimittel noch mit reichlich Flüssigkeit sowie im Stehen oder Sitzen (nicht Liegen) einnimmt. Dabei ist unter diesem Aspekt für die Abendmedikation immer wieder darauf hinzuweisen: Medikamente etwa zwei Stunden vor dem Zubettgehen einnehmen.

Dauer der Medikation: Depressive Phasen können im höheren Lebensalter länger als üblich und erwartet anhalten. Es ist deshalb sinnvoll, sich in der Therapie auf ein Jahr oder mehr einzurichten. Hellt sich das Stimmungstief früher auf, um so besser. Dauert es länger, ist dies kein Grund zur Resignation, was Patient und Angehörigen immer wieder erklärt werden muß. Vor allem sollte man sich stets vergewissern, daß in der verheimlichten Hoffnungslosigkeit nicht auch noch unkontrolliert die Medikamente weggelassen werden.

Langsames Ausschleichen: Schlagartiges Absetzen sollte grundsätzlich vermieden werden. Deshalb empfiehlt sich, vor allem im höheren Lebensalter, ein behutsamer Dosisrückgang über mehrere Wochen. Warnsymptome bei zu rascher Dosisreduktion sind – wie bereits erwähnt – Unruhe, Schweißausbrüche, Übelkeit, Erbrechen und insbesondere Schlafstörungen.

Kombinationsbehandlung reduzieren: Hier besteht das fast unlösbare Problem, daß ausgerechnet in jener Altersstufe, in der die Multimorbidität eine medikamentöse Polypragmasie erzwingt, die Arzneimittel-Interaktionen am stärksten unvorhersehbare und z. T. ernste Folgen provozieren.

Körperliche Untersuchung: Grundsätzlich, im höheren Lebensalter jedoch noch ausführlicher, muß der Therapie mit Antidepressiva ein diagnostisches Basisprogramm vorausgehen, wie es in *Tabelle 2* dargestellt wird.
Darüber hinaus empfiehlt es sich, während der ersten drei Monate wöchentlich die Leukozyten zu zählen, in größeren Abständen EKG und EEG ableiten zu lasssen sowie die Leber- und Nierenfunktionswerte zu bestimmen.

Internistische Basistherapie: Dazu zählen – mit individuellem Schwerpunkt – hochkalorische, flüssigkeits-, eiweiß-, vitaminreiche und elektrolythaltige Kost, eine Kreislaufregulation bis zur Verbesserung der hämorrheologischen Bedingungen sowie die bereits erwähnte Sicherung der Leber- und Nierenfunktionen.

Fast schon ein Standardproblem im höheren Lebensalter ist das schwindende Durstempfinden und die daraus resultierende Dehydratation. Obwohl jeder weiß, daß der ältere Mensch schneller „austrocknet", bleibt die Exsikkose oft unerkannt. Ein wichtiger Hinweis auf den Flüssigkeitsmangel ist paradoxerweise die abrupte Nahrungsverweigerung. Zu ihr kommt es nicht selten deshalb, weil das Trinken zu lange „vergessen" wurde. Die Folge ist zuerst eine psychische Dekompensation mit Apathie, Stimmungstief, Schlafstörungen, schließlich motorischer Unruhe und Verwirrtheit.

Die beste Prophylaxe einer Dehydratation ist eine erhöhte Aufmerksamkeit, der erste Beweisschritt die ungewöhnlich lange stehenbleibende Hautfalte auf dem Handrücken. Vorsicht jedoch bei zu rascher Substitution. Zu viel an freiem Wasser wird der Körper im höheren Alter nicht so schnell wieder los wie in jungen Jahren. Es droht dann die Überwässerung.

Herz-Kreislaufstörungen: Repolarisationsstörungen im EKG wie z. B. T-Depression oder T-Negativierung und ST-Senkungen während einer antidepressiven Therapie sollte man auch im höheren Alter nicht überbewerten, wohl aber stets im Auge behalten. Gefährdet sind dagegen Patienten mit Reizleitungsstörungen jeglicher Art und/ oder mit einer Herzinsuffizienz. Hier sind kardial eher indifferente Antidepressiva indiziert (z. B. Fevarin 50, Ludiomil, Dogmatil und Thombran).

Antidepressiva im höheren Lebensalter

Im Grunde lassen sich selbst im höheren Lebensalter alle Antidepressiva verordnen, wenn man nur sorgfältig überwacht und die oben erwähnten Einschränkungen und Maßnahmen berücksichtigt. Am günstigsten sind natürlich jene Präparate, die weniger Nebenwirkungen zu entwickeln scheinen. Dies sind besonders die Antidepressiva der „zweiten und dritten Generation", also die neuen Produkte. Andererseits wird immer wieder der Eindruck diskutiert, daß eine geringere Nebenwirkungsrate durch eine verminderte therapeutische Effektivität erkauft werden muß. Versucht man letztere dann durch eine höhere Dosierung wieder auszugleichen, nehmen auch Zahl und Intensität der Begleiterscheinungen zu. Deshalb gilt die alte Regel:

- Jeder Arzt sollte sich mit einigen wenigen Präparaten seiner Wahl vertraut machen, und zwar unter allen Bedingungen (z. B. höheres Alter)
- Jeder (insbesondere ältere) Mensch reagiert anders, d. h. individuell – und dem muß man sich „vortastend" anpassen.

Welche Antidepressiva stehen nun u. a. zur Verfügung?

Angstgetönte und unruhig-gespannte Depressionen (im dritten Lebensalter zunehmend): Equilibrin (guter anxiolytisch-sedierender Initialeffekt), Tolvin (dämpfende und vor allem deutlich angstlösende Wirkung, besonders bei Depressionen leichterer und mittlerer Intensität mit Neigung zu Somatisierung), die „klassischen" Amitriptylin-Produkte: Saroten (retard), Laroxyl, Tryptizol, Idom u. a. (besonders bei ängstlich-depressiven Bildern schwereren Grades), die Doxepin-Gruppe Aponal/Sinquan, ferner Stangyl (Tropfenform!), und schließlich das tetrazyklische Antidepressivum Ludiomil (besonders bei Depressionen mit psychotischem Gepräge)

Vermehrte Unruhe, Gespanntheit, Erregungszustände: Kombinationspräparate Antidepressivum/Tranquilizer, z. B. Limbatril F oder Pantrop retard (allerdings zeitlich begrenzt, eingedenk potentieller Suchtgefährdung – Benzodiazepin-Abhängigkeit – und zusätzlicher möglicher Begleiterscheinungen).

Psychomotorisch gedämpft, matt, initiativelos oder gar apathisch wirkende Depressive: aktivierende Substanzen, z. B.: Dogmatil, Noveril, Pertofran, Fevarin 50 und Vivalan ICI (Vorsicht jedoch bei latenten Suizidimpulsen, die besonders im höheren Alter nie auszuschließen sind und bisweilen schwer zu erkennen sind. Mitunter wird auch von einer etwas ichfremd erlebten „Antriebsstimulation" berichtet). In Einzelfällen, insbesondere bei „chronifizierter" Depression, kann auch der Einsatz von MAO-Hemmern (Parnate oder Jatrosom) angezeigt sein, allerdings in diesem Fall mit entsprechenden Sicherheitsvorkehrungen, am besten unter klinischen Bedingungen (*s. S. 74*).

Nebenwirkungen

Alle Psychopharmaka besitzen unerwünschte Nebenwirkungen. Im höheren Alter kommt noch die bekannte Abnahme der Adaptationsfähigkeit dazu, weshalb hier mit einer erhöhten Rate von Begleiterscheinungen zu rechnen ist. Welches sind nun jene Nebeneffekte, die in der Geriatrie am meisten Beachtung verdienen?

Blutzellschädigungen: vor allem Leukopenie und Agranulozytose. Gefährdet sind insbesondere Frauen im mittleren und höheren Lebensalter. Vermehrte Aufmerksamkeit ist in der vierten bis zehnten Behandlungswoche geboten. Regelmäßige Blutbildkontrollen sind deshalb unerläßlich (s. S. 46).

Orthostatische Kreislaufregulationsstörungen und Thrombosen: Auch hier sind insbesondere ältere Patienten wesentlich stärker belastet als jüngere (Gefahr eines apoplektischen Insults durch orthostatische Hypotonie). Man muß deshalb während einer solchen Behandlung den Patienten körperlich aktivieren und ggf. peripher wirksame Kreislaufmittel verabreichen. Kardiotoxische Effekte häufen sich vor allem bei kardial vorgeschädigten Kranken (Reizleitungsstörungen und komplexe Rhythmusstörungen – insbesondere unter höheren Dosen).

Kommen bereits im therapeutischen Bereich Repolarisationsstörungen vor, so finden sich bei akuter Überdosierung (meist in suizidaler Absicht) ggf. Kammertachykardien bis hin zu Kammerflimmern oder Asystolie. Auch hier sind kardial Vorgeschädigte besonders gefährdet (regelmäßige EKG-Kontrollen, ggf. auf ein anderes Präparat umsetzen). Fevarin 50, Ludiomil, Dogmatil und Thombran gelten – wie bereits erwähnt – als weniger kardiotoxisch.

Anhang: Zur Therapie depressiver Zustände bei hirnorganischem Psychosyndrom

Depressive Zustände bei hirnorganischem Psychosyndrom (Morbus Alzheimer, Multi-Infarkt-Demenz, weitere Ursachen bzw. Mischbilder) sind besonders schwierig zu behandeln.

Hier gilt es, nach Abschluß der nosologischen Zuordnung (z. B. organische Depression) vor allem phänomenologisch zu differenzieren, und zwar am besten global in
– psychomotorisch verlangsamte Depressionen (apathisch-gehemmt),
– psychomotorisch angetriebene Depressionen (jammernd, anklammernd, agitiert und damit u. U. verstärkt suizidal).

Angesichts der labilisierten zerebralen Ausgangslage ist die medikamentöse Therapie besonders heikel und muß durch verstärkten psycho- und soziotherapeutischen Einsatz sowie – falls vorhanden – ein intensives familiäres Engagement abgesichert werden. Auch sind die Vorsichtsmaßnahmen, die für die Behandlung älterer Patienten gelten, in besonderem Maße zu beachten:

Psychomotorisch verlangsamte depressive Zustände: leicht aktivierende Antidepressiva, z. B. Vivalan, Fevarin 50, evtl. auch Dogmatil. Im allgemeinen wird man sich aber auch dort eher auf sedierende Antidepressiva und ggf. die verfügbaren niederpotenten Neuroleptika mit leicht antidepressivem Effekt stützen, z. B. Thombran, Ludiomil, Tolvin bzw. Eunerpan, Dipiperon Saft, Melleril (Melleretten), Truxal (Truxaletten).

Psychomotorisch angetriebene Depressionen: niederpotente, leicht stimmungsstabilisierende Neuroleptika wie Eunerpan und Dipiperon Saft, ferner u. U. Truxal, Melleril, Atosil; vorsichtig dosiert (Kreislauf) auch Neurocil. Darüber hinaus empfehlen sich die bereits erwähnten Ludiomil, Thombran, Tolvin u. a.

Dagegen soll man im Falle eines *Morbus Alzheimer* mit Amitriptylin-Präparaten (Saroten, Laroxyl, Tryptizol, Limbatril, Pantrop retard) oder mit Doxepin (Aponal/Sinquan) zurückhaltender sein, weil es zu einer Verstärkung möglicher Verwirrtheitszustände kommen kann.

Bei *depressiven Zuständen mit paranoiden Symptomen,* die durch niederpotente Neuroleptika in der erforderlichen vorsichtigen Dosis nicht ausreichend zu beherrschen sind, muß mit hochpotenten Antipsychotika kombiniert werden (z. B. Haldol, u. U. sogar niedrig dosiert in Depotform als Haldol-Decanoat).

Mitunter gilt es im Sinne einer *Krisenintervention* fast schon panikartige Angstzustände abzufangen. Dies ist eine weitere Domäne der niederpotenten Neuroleptika, ggf. ergänzt durch Tranquilizer (z. B. Valiquid oder Tranxilium flüssig in wenigen Tropfen!). Bewährt hat sich hier auch Distraneurin: gut dosierbar und verträglich, im höheren Alter im allgemeinen auch über längere Zeit ohne Suchtrisiko einsetzbar.

Bei Ein- und Durchschlafstörungen empfehlen sich Chloraldurat rot bzw. 500, bei Früherwachen Chloraldurat blau.

12. Die Infusionsbehandlung

Alle bisher bekannten Antidepressiva haben bei oraler Anwendung eine Erfolgsrate von 60 bis 70 %. Auch die Neuentwicklungen der letzten Jahre kamen über diese Grenze nicht hinaus. Mit einer Änderung ist auch in Zukunft nicht zu rechnen. Aus diesem Grunde suchte man neue Wege. Der sicher erfolgreichste war die Infusionsbehandlung.

Dies hat sich inzwischen zu einem regelrechten »Infusions-Boom« mit Antidepressiva ausgewachsen, der allerdings vielerorts wieder am Abflauen ist. Es empfiehlt sich deshalb ein Mittelweg, der von den bisher bekannt gewordenen Vor- und Nachteilen geprägt wird. Derzeit *infundierbare Antidepressiva* sind Anafranil, Aponal, Equilibrin (in Erprobung), Ludiomil, Noveril, Saroten, Stangyl, Thombran und Vivalan. Die bekannteste Kombination ist Anafranil/Ludiomil (wobei man heute jedoch wieder der Monotherapie mit einem einzelnen Präparat zuzuneigen scheint).

Vorteile

Compliance: Die Frage: »Unzuverlässiges Einnahmeverhalten oder mangelnde Wirkung des verordneten Präparates« ist mittels Infusionsbehandlung exakt zu beantworten. Das Problem der Therapietreue ist weitgehend gelöst. Allerdings ist die Compliance sicher nicht allein auf dem Weg der Tropfinfusion zu regeln, sondern überwiegend auf der Ebene »Arzt-Patient-Beziehung«.

Plasmaspiegel: Bei oraler Einnahme eines Antidepressivums kann dessen Plasmaspiegel individuell um das 10 bis 30fache schwanken, was bei Infusionen entfällt. Für die meisten Präparate wird heute eine Korrelation »Serumspiegel – therapeutische Wirkung« diskutiert (gesichert erscheint bisher lediglich die Beziehung »Serumspiegel-Nebenwirkungen«). Probleme bei der Einnahme, verschiedene Resorptionsraten und Unsicherheit in der Metabolisierung in Darmwand und Leber (sogenannter »first-pass-effect«) lassen sich durch Infusionen und damit stabilere Serumspiegel vermeiden.

Schnellerer Wirkungseintritt: Die Zeit zwischen Behandlungsbeginn und Einsetzen der stimmungsaufhellenden Wirkung beträgt bei oraler Gabe im statistischen Mittel ein bis zwei (drei) Wochen. Dieser verzögerte Therapieeffekt macht es oft unmöglich, einen Depressiven auch bei sonst günstigen äußeren Bedingungen zu Hause zu behandeln. Der Kranke muß dann hospitalisiert werden. Durch Infusionen kann diese Latenzzeit auf die Hälfte, manchmal sogar auf ein Drittel verkürzt werden. Es sei jedoch nicht verschwiegen, daß viele Experten einer *ambulanten* Infusionstherapie aus verschiedenen Gründen kritisch bis ablehnend gegenüberstehen.

Raschere Wirkentscheidung: Noch immer gibt es praktisch keine sicheren Hinweise (Prädiktoren) darüber, ob das ausgewählte Antidepressivum bei einem bestimmten Patienten auch tatsächlich wirkt oder nicht. Bei oraler Einnahme muß man deshalb mindestens drei bis vier Wochen lang in ausreichend hoher Dosierung warten, um die Effektivität sicher beurteilen zu können. Diese Entscheidung ist bei einer Infusionsbehandlung eher möglich, mitunter schon nach 14 Tagen oder gar einer Woche. Läßt sich keine Besserung registrieren, ist die Wahrscheinlichkeit groß, daß der Patient auf dieses Präparat nicht anspricht, und es sollte ein neues Medikament aus einer anderen Stoffklasse gewählt werden. Dabei muß man allerdings wissen, daß in vielen Fällen eine Infusionsbehandlung über zehn Tage hinaus keinen zusätzlichen Erfolg bringt, wenn bis dahin das Antidepressivum nicht »greift«.

Verringerte Nebenwirkungsrate: Lästige oder gar ernstere Begleiterscheinungen veranlassen die Patienten häufig, ein Antidepressivum nur unregelmäßig einzunehmen oder gar eigenmächtig abzusetzen, ohne dies dem Arzt zu gestehen. Dies läßt sich durch Infusionsbehandlung besser regeln. Da auch der Magen-Darm-Trakt konsequent umgangen wird, ist diese Form besonders bei Patienten mit chronischer

Gastritis, mit Gastroduodenitis, mit Refluxkrankheiten, nach Magenoperation usw. die Therapie der Wahl.

Umgekehrt werden manche Präparate auch vom Arzt selber aus Angst vor möglichen Nebenwirkungen zu niedrig dosiert. Bei der Infusionstherapie sollen Begleiterscheinungen oder ernstere Komplikationen in der Regel seltener als bei oraler Verabreichung auftreten. Häufiger sind dagegen gewisse vegetative Folgen, vor allem hypotone Blutdruckschwankungen (s. u.).

Dosisreduktion: Nicht selten hängt die erwünschte Wirkung auch von einer ausreichenden Dosierung ab. Dies wiederum führt zwangsläufig zu mehr Begleiterscheinungen. Für gleich hohe Plasmaspiegel aber braucht man bei Infusionsanwendung im Vergleich zur oralen Gabe in der Regel deutlich weniger Wirksubstanz.

Geringere Versagerrate: Infusionsbehandlung vermag die Erfolgsquote generell zu steigern. Manche sogenannte therapieresistente Depressionen zeigen nach einer Infusionstherapie doch noch eine befriedigende Stimmungsaufhellung.

Verbesserter Arzt-Patient-Kontakt: Die Infusionstherapie wird vor allem unter stationären Bedingungen durchgeführt. Bei ambulanter Applikation empfiehlt es sich, die Infusion möglichst vom behandelnden Arzt selber anlegen zu lassen. Dadurch kann sich dieser in der notwendigen engmaschigen Betreuung stets sein eigenes Bild machen, besonders über mögliche Befindensschwankungen oder eine evtl. (erneut) auftretende verstärkte Suizidalität.

Diese engere psychologische Betreuung ist vor allem zu Beginn der Therapie äußerst wichtig. Für den Depressiven bedeutet sie oftmals auch eine zeitlich begrenzte und als angenehm erlebte Regression, wobei er sich als Kranker akzeptiert und verstanden fühlen kann (bei neurotischen Zügen besteht dabei allerdings die Gefahr der pathologischen Fixierung an die »Infusions-Situation«). Aber auch das einfache (stützende) Gespräch ist als therapeutischer Baustein nicht zu unterschätzen, zumal es in der Regel unter diesen Bedingungen häufiger und intensiver als beim sonst üblichen wöchentlichen Konsultationsrhythmus möglich ist. Die verstärkte Zuwendung des Arztes wird vom Patienten als aktiverer therapeutischer Einsatz erlebt.

Nachteile

Aufwand: Die Infusion ist für den Arzt und Patient zeitraubend und umständlich. Dies betrifft sowohl die stationäre als auch die ambulante Anwendung. Bei letzterer muß der Kranke zudem noch in der Lage sein, täglich die Praxis aufsuchen zu können und der Therapeut muß deutlich mehr Zeit für den einzelnen Patienten aufbringen. Dies ist einer jener Punkte, der die Infusionsbehandlung in der Praxis auch weiterhin begrenzen wird.

Kreislaufbelastung: Zu beachten sind vor allem hypotone Kreislaufbeschwerden, besonders bei zu schneller Tropfgeschwindigkeit. Dies kann schon in der Praxis (z. B. zu schnell aufgestanden) oder erst zu Hause geschehen. Beides ist lästig, aber nicht problematisch (flachliegen, evtl. Beine hochlagern). Unangenehmer ist es auf dem Heimweg. Deshalb ist es sinnvoll und für manche Therapeuten sogar Voraussetzung, daß der Patient von Taxi oder Angehörigen mit dem eigenen Pkw geholt wird. Aber auch während der Fahrt sind Schwindel, Übelkeit oder Brechreiz möglich und natürlich unangenehm.

Venenbelastung: Gelegentlich kommt es zu thrombophlebitischen Komplikationen, besonders wenn zu wenig Infusionsflüssigkeit verwendet oder keine regelmäßige Venenpflege durchgeführt wird (s. u.). Am schonendsten ist die Butterfly-Kanüle. Auch kann nach jeder Infusion die Injektionsstelle mit einer Salbe zur Entzündungs- und Thromboseprophylaxe reichlich bestrichen und mit einer Mullage abgedeckt werden.

Praktische Durchführung

Selbstverständlich sind neben den sonst üblichen Kontraindikationen bei Therapie mit Antidepressiva jetzt auch diejenigen einer Infusionsbehandlung zu beachten. Dazu gehören vor allem Herzinsuffizienz, Prostatahypertrophie und Glaukom. Ein EKG sollte rechtzeitig über potentielle Reizleitungsstörungen des Herzens aufklären.

Wahl des Antidepressivums: Bei sedierenden Präparaten wie Aponal, Ludiomil, Saroten u. a. sollte die Infusion abends zwischen 19.00 Uhr und 21.00 Uhr angelegt werden, um damit auch das Einschlafen zu erleichtern. Dies dürfte allerdings vor allem die stationäre Behandlung betreffen. Eher aktivierende Substanzen wie z. B. Noveril, Vivalan usw. sind morgens oder mittags, keinesfalls später zu infundieren.

Dosierung: Sind keine weiteren Einwände zu beachten, beginnt man mit einer niedrigen Dosierung (z. B. 25 oder 50 mg Ludiomil oder Anafranil) und steigert bei guter Verträglichkeit langsam auf die jeweilige Höchstmenge.

In der Regel wird das Medikament in etwa 250 bis 500 ml isotoner Kochsalzlösung oder 5 %iger Glukoselösung in rund ein bis zwei Stunden verabreicht. Danach sollte der Patient ein wenig ruhen.

Tabelle 6: Basisbedingungen zur Infusionsbehandlung
(nach *Gastpar, Laux, Wolfersdorf und anderen Arbeitsgruppen*)

1. Ruhiger Raum, bequeme Liege, ausreichend Zeit für die Infusion mit nachfolgender Entspannung (Ruhe; erlaubte, aber zeitlich begrenzte Regression)

2. Überwachung durch den behandelnden Arzt; Sitzwache (Krankenschwester, erfahrene Arzthelferin); Beruhigung und Gesprächskontakt beim langen Liegen; Gespräch mit dem die Infusion anlegenden Arzt über die Dauer des Anlegens hinaus

3. Sterile Durchführung (Anlegung der Infusion durch den Arzt); lokale Sorgfalt zur Prophylaxe möglicher Thrombophlebitiden: Einreiben und Versorgen der Einstichstelle mit entsprechenden Salben, stabile Fixation, evtl. durch Schiene; Kontrolle von Volumen pro Zeiteinheit durch Schwester oder Infusomat

4. Beobachten und Abfragen von Nebenwirkungen durch Sitzwache und Arzt

5. Abholen des Patienten durch Angehörige bzw. Heimfahrt mit dem Taxi (nie allein nach Hause gehen oder gar selbst fahren lassen)

Dauer: Es hat sich bewährt, die Infusionsbehandlung acht bis zehn Tage durchzuführen. Darüber hinaus ist in der Regel kein spürbarer zusätzlicher Erfolg zu registrieren. An den Wochenenden (aber auch nur an diesen Tagen) muß die gleiche Dosis des Antidepressivums in oraler Darreichungsform gegeben werden. In der Klinik läuft die Infusionsbehandlung natürlich an allen Tagen weiter.

Nach Abschluß der (in der Regel acht- bis zehntägigen) Infusionsbehandlung wird in gleicher Dosierung per os weiterbehandelt.

Schlußfolgerung

Die Tropfinfusion ist zweifellos ein Fortschritt in der Depressionsbehandlung. Einige ihrer Vor- und Nachteile wurden dargelegt. Andere, hier nicht aufgeführte, sind seltener und meistens individuell oder situationsbedingt. Die früher geäußerte Hoffnung, mit der Infusionstherapie einen entscheidenden Durchbruch zu erzielen, ist inzwischen realistischeren Einstellungen gewichen.

Indikationen für eine Infusionstherapie sind schwere und schwerste Fälle bzw. sogenannte therapieresistente Depressionen, die dann aber auch meist stationär behandlungsbedürftig sind. Für den ambulanten Bereich ist die Tropfinfusion mit Antidepressiva jedenfalls nicht die Methode der Wahl.

Man hat inzwischen erkannt, daß es sich hier um eine neue wichtige Therapiesäule handelt, die das bisherige Behandlungsrepertoire sinnvoll zu ergänzen vermag. Mehr kann und sollte man nicht erwarten.

13. Arzneimittel-Interaktionen mit Antidepressiva

Die Verordnung bzw. (auch ärztlicherseits nicht immer überblickbare) Einnahme mehrerer Medikamente auf einmal nimmt zu. Dies betrifft vor allem das höhere Lebensalter, bei dem die Multimorbidität häufig eine Polypragmasie erzwingt, so ungern sich der Arzt auf derlei einläßt. Die Gabe mehrerer Präparate auf einmal kann aber zu unerwünschten Wechselwirkungen, sogenannten Arzneimittel-Interaktionen führen. Nachfolgend deshalb eine ausführliche Tabelle zu diesem Problem (nach *Verspohl*, 1986):
Natürlich gibt es allein für trizyklische Antidepressiva eine Vielzahl möglicher Wechselwirkungen. Das verunsichert und könnte zu der Entscheidung führen, das zumeist nachträglich notwendig werdende Antidepressivum nach Abwägen aller Faktoren schließlich doch nicht einzusetzen. Das dürfte sich im Rahmen einer ernsteren Depression als falsch herausstellen, denn einerseits ist eine Depression ein quälendes, u. U. lebensgefährliches Leiden (Suizidgefahr), zum anderen sind viele in der Literatur erwähnte Wechselwirkungen wissenschaftlich nicht ausreichend dokumentiert. Auch läßt sich im Einzelfall nie voraussagen, ob die Arzneimittel-Interaktion eintritt oder nicht. Deshalb dient diese Tabelle lediglich der Kontrolle, ob bei auffälligen Veränderungen der erwarteten oder bekannten Wirkung bzw. ungewöhnlich starken Begleiterscheinungen eine Arzneimittel-Interaktion überhaupt zur Diskussion steht.

Tabelle 7: Wechselwirkungen von trizyklischen Antidepressiva (A) mit anderen Arzneistoffen (B)

(nach *Verspohl* aus Ammon, 1986)

Arzneistoff A	Arzneistoff B	Änderung der Wirkung	Geänderte Wirkung	Mechanismus der Interaktion	Gegenmaßnahmen
Trizyklische Antidepressiva allgemein	Andere Antidepressiva Thioridazin	A↑ B↑	Gegenseitige Verstärkung von kardiotoxischen und atropinähnlichen Nebenwirkungen	Pharmakodynamische Wirkung ↑	–
	Tranylcypromin	B↑ A↑	Nebenwirkungen: Nausea, Exzitation, Blutdruckschwankungen, Krämpfe, Hyperpyrexie		Wechsel zu Trimipramin oder Doxepin, vorheriges Absetzen des MAO-Hemmstoffs
	Sympathomimetika (einschließlich Schnupfenmittel)	B↑	Sympathomimetische Wirkungen		
	Parasympatholytika	A↑ B↑	Anticholinerge Wirkungen	Pharmakodynamische Wirkung ↑	Vorsichtige Kombination
	Barbiturate (hohe Dosen)	A↑ B↑ A↓	Nebenwirkungen, Sedierung Serumspiegel	Pharmakodynamische Wirkung ↑ Metabolismus ↑	
	Glutethimid	A↑	Anticholinerge Wirkungen	Pharmakodynamische Wirkung ↑	Kombination vermeiden
	Phenothiazine Haloperidol	A↑ B↑	Anticholinerge Wirkungen	Pharmakodynamische Wirkung ↑	Vorsichtige Kombination

Arzneistoff A	Arzneistoff B	Änderung der Wirkung	Geänderte Wirkung	Mechanismus der Interaktion	Gegenmaßnahmen
Trizyklische Antidepressiva allgemein	Phenothiazine	A ↑	Wirkung und anticholinerge Nebenwirkungen	Metabolismus ↓	Vorsichtige Kombination
	Perphenazin	A ↑	Plasmaspiegel	?	Vorsichtige Kombination
	Benzodiazepine	A ↑	Sedierung, anticholinerge Nebenwirkung	Pharmakodynamische Wirkung ↑ Metabolismus ↓	
	Amphetamine Methylphenidat	A ↑ B ↑/↓	Wirkung (A), Auftreten hypertensiver Krisen/Wirkung (B)	Pharmakodynamische Wirkung ↑ Metabolismus ↓	Kombination vermeiden
	Antiepileptika	B ↓	Wirkung		
	Valproinsäure	B ↑	Plasmaspiegel		
	Antiparkinsonmittel Benzatropin Biperiden Bornaprin Metixen Orphenadrin Pridinol Procyclidin Trihexyphenidyl	A ↑ B ↑	Akute toxische Psychosen, anticholinerge Nebenwirkungen	Pharmakodynamische Wirkung ↑	
	Levodopa	B ↓			

Opioid-Analgetika	B↑	Respiratorische Schwäche		
Ethanol	A↑ B↑	Sedative Effekte	Pharmakodynamische Wirkung ↑	Kombination vermeiden, Alkoholverzicht
Betablocker	A↑	Thymoleptikawirkung	Pharmakodynamische Wirkung ↑	
Chinidin	A↑	Kardiale Nebenwirkungen	Pharmakodynamische Wirkung ↑	Vorsichtige Kombination
Nitrite, Nitrate	A↑	Thymoleptikawirkung potenziert	?	–
Clonidin (nicht Mianserin) Guanethidin	B↓	Wirkung		
Acetazolamid Natriumbicarbonat Thiazide	A↑	Wirkung, Kumulationsgefahr	Elimination ↓	Vorsicht bei Kombination
Ammoniumchlorid	A↓	Wirkung	Elimination ↑	Vorsicht bei Kombination
Ascorbinsäure	A↓	Wirkung	Elimination ↑/ Resorption ↓	
Antihistaminika Antazolin Bamipin Brompheniramin Chloropyramin Clemastin Diphenhydramin	A↑	Anticholinerge Nebenwirkungen	Pharmakodynamische Wirkung ↑	

Arzneistoff A	Arzneistoff B	Änderung der Wirkung	Geänderte Wirkung	Mechanismus der Interaktion	Gegenmaßnahmen
Trizyklische Antidepressiva allgemein	**Dimenhydrinat** Doxylamin Isothipendyl Mebhydrolin Meclozin Pheniramin Promazin Promethazin	A ↑	Anticholinerge Nebenwirkungen	Pharmakodynamische Wirkung ↑	
	Antikoagulantien	B ↑			
	Schilddrüsenhormone	A ↑	Wirkung, Nebenwirkungen Nervosität, Exzitation und Tachykardie	Pharmakodynamische Wirkung ↑	Rasches Ansprechen auf die antidepressive Therapie
Doxepin	**Sedativa**	B ↑	Sedierung		
Imipramin	**Phenytoin**	B ↑	Toxizität		
	Cimetidin	A ↑	Wirkung	Metabolismus ↓	Dosisanpassung evtl.
	Ethinylestradiol und andere Östrogene	A ↑	Toxische Wirkungen		
5-Hydroxytryptophan	**Tranylcypromin**	B ↑ A ↑	Nebenwirkungen Nausea, Exzitation, Blutdruckschwankungen, Krämpfe, Hyperpyrexie		Kombination nur unter größter Vorsicht
Thioridazin	**Guanethidin**	B ↑	antihypertensive Wirkung		
	Valproinsäure	A ↑	Wirkung	?	Dosisanpassung
Desipramin	**Phenylbutazon**	B ↓	Wirkung	Resorption ↓/Metabolismus ↑	

Tabelle 7: Wechselwirkungen von Lithium (A) mit anderen Arzneistoffen (B)

Arzneistoff A	Arzneistoff B	Änderung der Wirkung	Geänderte Wirkung	Mechanismus der Interaktion	Gegenmaßnahmen
Lithium	Haloperidol	B↑	Neurotoxizität		Nur niedrige Dosen
	Phenothiazine	B↑ A↑	Blutspiegel		Teilweise wird diese Kombination empfohlen
	Phenytoin	A↑	Toxizität	?	?
	Mazindol	A↑	Toxizität	?	
	Chlorothiazid	A↑	Neuro- und kardiotoxische Wirkung	Pharmakodynamische Wirkung↑	Kombination nur unter höchster Vorsicht, Wechsel auf andere Diuretika
	Furosemid Etacrynsäure	A↑	Toxizität	Elimination↓	Kombination vermeiden
	Spironolacton Triamteren	A−			
	Methyldopa	A↑	Toxizität	Elimination↓	Kombination vermeiden
	Muskelrelaxantien	B↑	Wirkung		
	Diclofenac Indometacin Oxyphenbutazon Phenylbutazon	A↑	Lithium-Spiegel	Elimination↓	Kombination vermeiden oder 30–50 % die Lithium-Dosen verringern
	Jodide	A↑ B↑	Hypothyreoter Effekt		
	TRH	B↓	Wirkung auf Schilddrüse		

↑ = Wirkungszunahme   ↓ = Wirkungsabnahme

14. Antidepressiva und Fahrverhalten

Die Motorisierung in der Bundesrepublik Deutschland nimmt ständig zu. Fast die Hälfte der Bevölkerung besitzt eine Fahrerlaubnis. Rund 70 % der knapp 25 Millionen Haushaltungen haben einen eigenen Pkw. Selbst unter den Rentnern und Pensionären ist heute jeder Fünfte motorisiert. Damit ist das Auto für über 40 Millionen Bundesbürger das wichtigste Verkehrsmittel.

Psychopharmaka und andere Medikamente mit psychotroper Wirkung gehören zu den am häufigsten verordneten Arzneimitteln. Dazu zählen vor allem Tranquilizer, Hypnotika, Schmerzmittel, aber auch Neuroleptika und Antidepressiva. Zwar gibt es keine exakten Daten über die Häufigkeit intoxikationsbedingter Unfälle. Doch hat die auch beim Alkoholismusproblem angewandte Formel ihre Gültigkeit, die besagt: Je höher der Pro-Kopf-Konsum von Psychopharmaka und anderer psychotroper Medikamente, um so größer die Zahl derjenigen, die unter solchen Substanzen am Steuer eines Motorfahrzeuges sitzen. Dazu kommen die vielseitigen Wechselwirkungen, die das Bild – je nach Ausgangslage – verändern können: Persönlichkeitsstruktur, krankheitsbedingte Einbußen, Art, Dauer und Höhe der Dosis, spezifische Erlebnis-, Denk- und Reaktionsweisen, Erwartungshaltung u. a.

Allerdings darf man nicht nur negative Folgen herausstellen. Arzneimittel bessern oder heilen Symptome und machen dadurch viele Kranke überhaupt erst wieder verkehrstüchtig. Das betrifft nicht nur schwere Stoffwechselentgleisungen beim Diabetiker oder Krampfanfälle beim Epileptiker, sondern beispielsweise auch die Antidepressiva.

Depression und Fahrverhalten

Auch das depressive Syndrom selber kann die Fahrtüchtigkeit beeinträchtigen.

Symptome: niedergeschlagen bis quälend schwermütig; unfähig, überhaupt etwas zu empfinden; matt, kraftlos, energielos, rasch erschöpfbar; unruhig, nervös, fahrig, getrieben; verzagt, ratlos, schwernehmend; mangelndes Selbstwertgefühl, negative Selbsteinschätzung, allgemeine Unsicherheit; Angstzustände; reizbar, mißgestimmt, mürrisch, aufbrausend oder aggressiv; merk- und konzentrationsschwach, »Leere im Kopf«, Grübelsucht, Entscheidungsunfähigkeit; Gefühl der Gefühllosigkeit, Beziehungsstörungen, paranoide Fehldeutungen, Entfremdungserlebnisse (ich bin nicht mehr ich, alles so weit weg, sonderbar, fremd).

Auch die körperliche Seite des depressiven Beschwerdebilds kann erheblich beeinträchtigen. Hier ist allerdings mit mehr Einsicht und Selbstkritik zu rechnen, weil die vielfältige Symptomatik teilweise erheblich behindern kann und davon abhält, sich ohne Not am Verkehr zu beteiligen.

Antidepressiva, Lithium und Fahrverhalten

Antidepressiva muß man zuerst nach den drei Hauptgruppen differenzieren:

1. Primär depressionslösende und stimmungshebende Antidepressiva ohne Antriebsänderung: Tofranil, Gamonil u. a.
2. Antriebssteigernde und aktivierende Antidepressiva: Pertofran, Trausabun, Dogmatil, Fevarin 50, Vivalan, Anafranil, Noveril sowie die MAO-Hemmer Jatrosom und Parnate.
3. Sedierende, entspannende und angstdämpfende Antidepressiva: Aponal, Equilibrin, Laroxyl, Ludiomil, Saroten (retard), Sinquan, Stangyl, Tolvin, Thombran, Tryptizol sowie die Kombinationspräparate aus Antidepressivum/Tranquilizer: Limbatril (F) und Pantrop retard.

Dabei ergaben experimentelle Studien an gesunden Versuchspersonen, daß die psychomotorisch aktivierenden Antidepressiva in niedrigen Dosierungen (20–50 mg) die Fahrtüchtigkeit nicht zu beeinflussen scheinen. Problematischer sind die sedierenden Präparate und ihre Nebenwirkungen wie Blutdruckabfall (z. B. Schwindel, Kollapsneigung), Akkommodationsstörungen u. a.

Auch beim *Lithium* wird immer wieder auf dessen sedativen Effekt hingewiesen. So kann es bei einer Serum-

Konzentration von 0,75 mmol/l durchaus zu einer Beeinträchtigung der Fahrtüchtigkeit kommen. Dies scheint im
übrigen von den Betroffenen nicht immer ausreichend rea-
lisiert zu werden.

Schlußfolgerung

Jedes Medikament, das Erleben und Verhalten beeinflußt,
ist verkehrsmedizinisch relevant und auf solche Folgen
gesondert zu überdenken. Dabei spielen nicht nur Psychopharmaka im engeren Sinne (Neuroleptika, Tranquilizer,
Antidepressiva), sondern eine Vielzahl von weiteren Medikamenten (Antiepileptika, Psychostimulanzien, Analgetika, Antihistaminika, Anaesthetika, Antihypertensiva,
Beta-Rezeptoren-Blocker) sowie Drogen (z. B. Halluzino-
gene wie Haschisch, LSD, aber auch Kokain u. a.) eine
Rolle.
Trotz aller produktbezogener Hinweise und Richtlinien
gilt: Am wichtigsten ist die individuelle Reaktionsweise
und Erfahrung des Patienten mit der Substanzwirkung.
Hier kann es große Abweichungen geben.
Deshalb ist der Arzt zu Beginn der Therapie verpflichtet,
seinen Patienten über mögliche Folgen einer krankheits-,
vor allem aber medikamentenbedingten Beeinträchtigung
seiner Fahrtüchtigkeit aufzuklären. Die Regel ist zwar das
vertrauensvolle Arzt-Patient-Verhältnis, das auch die sinn-
vollste verkehrsmedizinische Prophylaxe darstellt. Dennoch sind zentral wirksame Stoffe möglichst in der klein-
sten Packung zu verschreiben. Auch sollte ärztliche Aufklärung am besten in Gegenwart der Arzthelferin erfolgen und
auf dem Krankenblatt vermerkt werden, wenn man Anlaß
zu Bedenken haben muß.

Zu Beginn einer Therapie, vor allem bei hohen Initial-
dosen, soll auf das Lenken eines Fahrzeugs (also nicht
nur Pkw und Motorrad/Mofa, sondern auch Fahrrad)
verzichtet werden. Erst nach gutem Ansprechen, am
besten zum Zeitpunkt der Erhaltungsdosis, ist die
Möglichkeit der Fahrtüchtigkeit zu prüfen. Besondere
Vorsicht ist bei Kombinationspräparaten (s. o.) geboten. Auf den Gefährdungsfaktor Alkohol ist immer
wieder hinzuweisen (Alkoholverbot).

Unter diesen Vorsichtsmaßnahmen kann man davon aus-
gehen, daß im Laufe der Behandlung in der Regel mit keinen ernsten Beeinträchtigungen und damit Konsequenzen
zu rechnen ist. Stets ist aber nicht nur an die individuelle
Reaktionslage, sondern auch an eine Vielzahl von Wechselwirkungen (z. B. Arzneimittel-Interaktionen, seelische und
psychosoziale Faktoren) zu denken.

15. Symptomatik und Sofortmaßnahmen bei Antidepressiva-Intoxikation

Etwa 90 % der jährlich in der Bundesrepublik begangenen Suizide und Suizidversuche gehen auf Intoxikationen mit Medikamenten, Alkohol, Pflanzenschutzmitteln und anderen schädigenden Substanzen zurück. Die Tablettenvergiftung steht an erster Stelle.

Erstversorgung

Jeder Arzt, ob Notarzt, ärztlicher Notdienst, Hausarzt, zufällig vorbeikommender Kollege u. a. hat am Notfallort bestimmte Grundsatzregeln zu beachten. *Tabelle 8* soll diese Aufgabe bei einem meist bewußtlosen oder zumindest bewußtseinsgetrübten Patienten erleichtern.

Tabelle 8: Zehn Gebote zur Behandlung akuter Vergiftungen

(nach *Zilker* und *v. Clarmann*, 1984)

– An die Möglichkeit einer Vergiftung denken
– Gift entfernen und asservieren
– Elementargefährdung beseitigen
– Vergifteten laufend beobachten
– Situation so lange ernst beurteilen, bis das Gegenteil feststeht
– Falls erforderlich, Procura übernehmen
– Bei Zwischenfällen der Atmung den Vorrang geben
– Geräte und Antidote bereithalten
– Nicht vorzeitig aufgeben
– Ursache der Vergiftung beseitigen

Als erstes ist – soweit erkennbar – die Elementargefährdung zu beseitigen. Der Vergiftete muß laufend beobachtet werden. Die Situation ist so lange ernst zu nehmen, bis das

Gegenteil feststeht. Falls notwendig, muß der erstbetreuende Arzt die Procura übernehmen, bis der Patient einem speziell ausgebildeten Kollegen oder Klinikarzt übergeben werden kann. Eine Intoxikation sollte trotz vielfältiger Belastungen nicht dem medizinischen Hilfspersonal überlassen werden.

Bei Zwischenfällen ist vor allem auf die Atmung zu achten. Geräte und Antidote sollten bereitstehen. Besonders wichtig: Nicht vorzeitig aufgeben, da Reanimations-Erfolge auch nach einer Stunde und mehr beobachtet wurden.

Psychopharmakavergiftung

Aus der Gruppe der Psychopharmaka sind es vor allem drei Stoffklassen, die für die klinische Toxikologie entweder wegen ihrer Häufigkeit oder ihres besonderen Vergiftungsbildes von Bedeutung sind (*Zilker* und *v. Clarmann,* 1984):

1. Tranquilizer und Hypnotika vom Benzodiazepin-Typ
2. Neuroleptika vom Typ der Phenothiazine
3. Trizyklische Antidepressiva

Benzodiazepine führen im allgemeinen zu einem sogenannten »ruhigen Koma«. Dabei ist vor allem auf die Ateminsuffizienz zu achten und eine Aspiration zu vermeiden. Zu Todesfällen kommt es praktisch nur aufgrund von Aspirationspneumonien.

Phenothiazine sind in der frühen Phase besonders durch Schlundkrämpfe und Dyskinesien zu erkennen. Bei schwerer Intoxikation treten im Wechsel Krämpfe und schlaffe Lähmungen mit tiefem Koma auf. Es besteht eine Tachykardie. Im finalen Stadium droht auch hier eine Atemlähmung.

Trizyklische Antidepressiva sind durch ein sogenanntes »agitiertes Koma« charakterisiert. Hier fällt vor allem eine Mydriasis auf. Im weiteren Verlauf kann es zu generalisierten Krämpfen kommen. Auch finden sich oft Herzrhythmusstörungen in Form von ventrikulären oder Vorhoftachykardien. Im finalen Stadium droht eine Atemlähmung.

Wegen der wachsenden Bedeutung der Antidepressiva-Intoxikation nachfolgend einige konkrete Hinweise:

Intoxikation mit trizyklischen Antidepressiva

Der Anteil der Antidepressiva bei Vergiftungsfällen scheint zuzunehmen. Dabei kann es sich um irrtümliche Überdosierungen oder – wahrscheinlich häufiger – um suizidale Absicht handeln. Hier ist vor allem auf Ältere sowie Alleinstehende zu achten, die – aus welchen Gründen auch immer – den Überblick verloren haben oder in suizidaler Hinsicht besonders gefährdet sind.

In den USA stand die Substanzgruppe der trizyklischen Antidepressiva 1982 an vierter Stelle der häufigsten Vergiftungen und – nach der Kombination Alkohol/Medikamente sowie Heroinabusus – an dritter Position der medikamentenbedingten Todesfälle.

Die Gefährlichkeit ergibt sich aus der geringen therapeutischen Breite der trizyklischen Antidepressiva. Die LD 50 (letale Dosis für 50 % der Betroffenen) beträgt etwa 30 bis 50 mg/kg Körpergewicht. Das entspricht etwa dem 10- bis 20fachen der durchschnittlichen therapeutischen Tagesdosis. Bisher ist der Kenntnisstand über diese Suizid-Möglichkeiten gering. Doch das kann sich ändern, zumal aus verschiedenen Gründen immer wieder gefährliche Suizidanleitungen mit konkreten Hinweisen und Daten bekannt gemacht werden.

Zu achten ist vor allem auf Frauen. In einer amerikanischen Studie waren bei Todesfällen durch trizyklische Antidepressiva mehr als zwei Drittel weiblichen Geschlechts. Die Mehrzahl der Opfer wurde bereits tot aufgefunden. Die Beweise für einen Suizid waren zumeist eindeutig. Von den übrigen starb fast die Hälfte auf dem Transport in ein Krankenhaus. Nicht wenige von ihnen boten anfangs nur geringfügige Intoxikationserscheinungen, wie verwaschene Sprache oder eine Tachykardie. Doch innerhalb kurzer Zeit kam es schließlich zu schwersten Komplikationen wie Krämpfe, Hypotonie, maligne Arrhythmie, Apnoe und Koma.

Da die Intoxikationsgefahr mit trizyklischen Antidepressiva (zumindest in den USA) seit längerem bekannt ist, werden bei entsprechendem Verdacht dort mehr Patienten stationär beobachtet als bei Vergiftungen mit anderen Substanzen. In der Regel bieten Überdosen mit trizyklischen Antidepressiva innerhalb der ersten beiden Stunden nach Gifteinnahme eine relativ charakteristische Symptomatik mit deutlichen Hinweisen auf den Schweregrad der Intoxikation. Deshalb sollten alle Patienten mindestens sechs Stunden unter kontinuierlichem EKG-Monitoring in einem Krankenhaus überwacht werden.

Nachfolgend eine Übersichts-Tabelle für den Fall einer Antidepressivum-Intoxikation mit konkreten Hinweisen für den Praxisalltag:

Tabelle 9: Antidepressiva-Intoxikation

(nach: *Maurer* u. *Pfleger*, 1985, mod. u. erw.)

Symptomatik: Nervöse Übererregbarkeit, Halluzinationen, Somnolenz, Bewußtlosigkeit, Koma, myoklonische Zuckungen, Krämpfe, unregelmäßige Atmung, Ateminsuffizienz, Apnoe, Pupillen eng (zentrale Erregung) oder Pupillen weit (anticholinerge Wirkung), Herzrhythmusstörungen, Herzstillstand.

Fremdanamnese: Unter welchen Erkrankungen leidet der Patient? Nimmt er Medikamente? Welche waren oder sind im Hause? Aktuelle Probleme? War der Patient in letzter Zeit depressiv? Ist er in psychiatrischer Behandlung? Hat er Suizidgedanken geäußert? Ist es schon einmal zu einem Suizidversuch gekommen?

Inspektion der Umgebung: Abschiedsbrief? Leere Arzneimittelpackungen? Arzneimittelreste in einem Glas oder in einer Spritze zur toxikologischen Analyse in die Klinik mitschicken. Beschriftung: Name, Zeit, ggf. Material. Kontrolle von Abfallkörben, Küche, WC. Cave: bewußte Irreführung möglich.

Sofortdiagnostik vor Ort: Bei jeder ungeklärten Bewußtseinsstörung an eine Intoxikation denken. Reaktion auf grobe Schmerzreize? Reflexe auslösbar? Pupillenreaktion? Atmung – Blutdruck – Puls (Arrhythmie?). Körpertemperatur? Hautfarbe (blau = Zyanose; hellrot = CO-Hb; braun = Met-Hb). Einstichstellen?

Therapeutische Sofortmaßnahmen vor Ort: Vitalfunktionen erhalten (Notfall-ABC):
A = Atemwege freihalten (Zahnprothesen, Erbrochenes entfernen, Bewußtlose in stabile Seitenlage bringen, angefeuchteten Guedel-Tubus in Mundhöhle legen).

B = Beatmen (zyanotische Patienten sofort beatmen, Bewußtlose zusätzlich intubieren).

C = Circulation (bei Herzstillstand externe Herzmassage, Defibrillator einsetzen; bei hypovolämischem Schock sofort zentralen Zugang legen (Subklavia- oder Kavakatheter), Plasmaexpander infundieren.

Bei Krämpfen 5 bis 10 mg Diazepam i.v., anschließend den Patienten sofort in stabiler Seitenlage in eine größere Klinik transportieren (ggf. unter ärztlicher Überwachung). Bei kurzem Transportweg keine Zeit damit verlieren, den Patienten erbrechen zu lassen.

Asservate: sofort mit einem Rettungsfahrzeug oder Taxi zur toxikologischen Analyse schicken. Blut (10 ml mit EDTA- oder Citratzusatz), erster Urin (mindestens 30 ml, ggf. katheterisieren). Stuhl. Erste Magenspülflüssigkeit. Ggf. gefundene Medikamentenreste (Beschriftung: Name, Zeit, ggf. Material). Cave: Urin und Magenflüssigkeit nicht in ungereinigte Medikamentenflaschen füllen.

Schriftliche Kurzinformation mitgeben: Was? Wann? Wieviel? Wo? Wer? Warum?

Sofortdiagnostik in der Klinik: EKG-Differenzierung der Arrhythmie. Monitorkontrolle ggf. über mehrere Tage. Laborwerte. EEG.

Therapeutische Sofortmaßnahmen in der Klinik: Magenspülung (wegen der anticholinergen Wirkung auch noch viele Stunden nach Ingestion obligatorisch). Forcierte Diarrhoe (mit Aktivkohlezusatz), forcierte Diurese, Hämoperfusion, -dialyse u. a. sind ineffektiv. Natriumbikarbonat-Infusion nur bis zum Ausgleich einer Azidose (Arrhythmiegefahr sonst erhöht und die Elimination verringert). Physostigmin-Injektion unter EKG-Kontrolle (evtl. unter Herzschrittmacherschutz).

Grundsätzliche Überlegungen: Bei jedem Vergiftungsverdacht sollte der Patient unter Aufsicht einer Begleitperson sofort in eine Klinik transportiert werden, die Erfahrung mit der Entgiftungstherapie hat. Auch der ansprechbare Patient (evtl. in der Anflutungsphase) sollte zur Beobachtung in eine Klinik gebracht werden, da sich nach kurzer Zeit Arrhythmien, Krämpfe, Ateminsuffizienz und Bewußtlosigkeit einstellen können. Während der gesamten stationären Behandlung muß der Suizid-Patient unter Beobachtung bleiben (erneuter Suizidversuch?). Nach der Entgiftungsbehandlung ist er einem Psychiater vorzustellen.

16. Anhang: Antidepressiva in der Schmerztherapie

Ein Leben ohne Leid und Schmerz ist nicht vorgesehen. Der Schmerz dient der Erhaltung der seelischen und körperlichen Funktionstüchtigkeit des Organismus. Doch dieser sinnvolle Warncharakter gilt vor allem für die akute Schmerzreaktion und kurz- bis mittelfristige Schmerzbilder. Sie warnen vor drohender Gewebsschädigung und erzwingen die notwendige Ruhigstellung und Therapie. Dem chronischen Schmerz hingegen, der länger als ein halbes Jahr andauert, kann nach heutiger Erkenntnis eine sinnvolle und definierte biologische Aufgabe kaum mehr zugesprochen werden. Gerade diese Form aber scheint in wachsendem Maße zum Problem zu werden.

Soweit sich die Entwicklung in Zahlen fassen läßt, leidet in der Bundesrepublik Deutschland rund die Hälfte der Bevölkerung gelegentlich an Schmerzen. Etwa drei Millionen sind chronisch schmerzkrank; rund 400 000 zählen zu jenen Opfern, für die der Schmerz zu einer eigenständigen und lebensbeherrschenden Krankheit geworden ist.

Lange war der Schmerz nur ein Stiefkind der medizinischen und psychologischen Forschung. Jetzt zeichnet sich eine Wende ab. Die meisten Patienten mit längeren Schmerzzuständen haben sich im Durchschnitt mehr als sieben Jahre lang in Behandlung befunden und in dieser Zeit rund ein Dutzend Mal den Arzt gewechselt. Man vermutet, daß etwa jeder zehnte Patient in den Praxen von praktischen Ärzten, Internisten und Neurologen chronisch schmerzgepeinigt ist. Bei den Orthopäden ist es fast ein Drittel.

Bis vor etwa zwei Jahrzehnten gab es gegen Schmerzen vor allem Medikamente und physikalische Verfahren (z. B Bestrahlung). Heute ist das Angebot sehr viel reicher: periphere und zentrale Stimulationsmethoden, therapeutische Nervenblockaden, spinale Opiatanalgesie, Neuraltherapie Akupunktur, psychologische Verfahren und vor allem Psychopharmaka.

Jeder Schmerz, ob kurz oder lang, ertragbar oder heftig, hat auch ein *seelisches* bzw. *psychosoziales Umfeld,* das seinen Verlauf beeinflußt. Schmerzbilder werden in der Regel verstärkt durch Angst, Spannung, Unruhe, introvertierte Einstellung, Isolation, Sorgen, soziale Abhängigkeit, Schlafstörungen, Traurigkeit und depressive Zustände. Sie lassen sich dagegen besser ertragen durch »positive Einstellung«, Zuwendung bzw. Verständnis durch Partner und Familie, Nachbarn, Kollegen, Vorgesetzte usw., weniger Sorgen und Probleme, kein Zeitdruck, hoffnungsvolle Einstellung sowie Aktivität und Beschäftigung (»das beste Analgetikum ist ein beschäftigter Geist«).

Therapeutische Aspekte des Schmerzes

Schmerzbehandlung ist fast immer symptomatisch, nur selten kausal. Das Ziel ist nicht nur die Schmerzlinderung, sondern auch Lösung von Angst, Spannung, Unruhe, depressiven Reaktionen, Resignation und einer psychophysischen Erschöpfung mit entsprechenden Folgen. Schon deshalb ist jede medikamentöse Schmerztherapie ohne Aufklärung und Zuwendung des Arztes unvollständig, von der drohenden Suchtgefahr bei unkritischer Langzeitgabe ganz zu schweigen.

> Wichtig ist und bleibt es auch heute, den »Arzt als Arznei« in die Behandlung mit einzubringen. Das spart Pharmaka und reduziert dadurch ihre Nebenwirkungsrate sowie sonstige Belastungen. Vor allem beschleunigt es den Heilungsprozeß.

Dennoch nimmt die Schmerzbehandlung mit Medikamenten nach wie vor eine zentrale Stellung ein. Dies ist auf unterschiedlichen Ebenen möglich:

Peripher wirksame Analgetika: Sie zeichnen sich neben ihrem analgetischen Effekt meist auch durch antipyretische und antiphlogistische Wirkung aus. Der gebräuchliche Begriff der »schwachen« bzw. »leichten« oder gar »kleinen« Analgetika ist irreführend. Manche dieser Substanzen sind in ihrem analgetischen Effekt sogar einigen Opiaten mit geringerer Wirkintensität überlegen. Außerdem haben die sogenannten »kleinen« Analgetika trotz ihres Namens eine große therapeutische Breite und ein in der Regel geringes Abhängigkeitspotential.

Die Kombinationspräparate aus peripher wirkenden Analgetika haben zwar eine u. U. stärkere analgetische Wirkung, aber auch mehr Begleiterscheinungen und – im Rahmen der psychotropen Inhaltsstoffe (z. B. Koffein, Barbitursäure u. a.) – ein erhöhtes Abhängigkeitsrisiko.

Zentral wirksame Analgetika: Hierzu gehören Morphin und morphin-ähnliche Substanzen (Opiatagonisten) sowie neuere Stoffe mit agonistisch-antagonistischem Wirkprofil. Diese »starken« bzw. »großen« Analgetika zeichnen sich durch eine hohe Wirksamkeit bei heftigen Schmerzbildern aus. Sie sind aber durch eine geringere therapeutische Breite, gravierendere Nebenwirkungen (z. B. Sedierung, Atemdepression) und eine ausgeprägtere Suchtgefahr belastet, die schließlich in eine seelische und körperliche Abhängigkeit münden kann. Bei entsprechenden Kombinationen potenzieren sich nicht nur die analgetische Wirkung, sondern auch die möglichen Risiken.

Angesichts dieser Erkenntnisse suchte man nach neuen Wegen und fand sie in der (zusätzlichen) Therapie mit Psychopharmaka.

Kombinationsbehandlung Analgetika/Psychopharmaka

Schwere chronische Schmerzsyndrome (Neuralgien, Tumor- oder Phantomschmerzen, intensive chronische Gelenkschmerzen u. a.) lassen sich mit den peripher, mitunter auch mit zentral wirksamen Analgetika häufig nicht befriedigend beherrschen, besonders nicht auf Dauer. Andererseits droht bei hochpotenten Schmerzmitteln vom Morphintyp die bereits erwähnte Abhängigkeit. Außerdem muß wegen des progressiven Wirkverlustes immer höher dosiert werden. Schließlich bekommt man den Patienten aus diesem Teufelskreis nicht mehr heraus: Schmerz –

vegetative (Über-)Erregbarkeit – psychische Reaktion – verstärktes Schmerzempfinden. Ähnliches gilt für: Schmerz – Angst – depressive Reaktion – verstärktes Schmerzempfinden.

Deshalb wurde schon kurz nach Einführung der Neuroleptika (1951/52) bzw. der Antidepressiva (1957) auf die analgetische bzw. analgetikapotenzierende und damit Schmerzmittel einsparende Wirkung dieser Psychopharmaka hingewiesen. Ähnliches gilt für Tranquilizer und bestimmte Antiepileptika.

Nachfolgende Tabelle orientiert über die Vor- und Nachteile des Einsatzes von Psychopharmaka bei chronischen Schmerzsyndromen.

Tabelle 10: Psychopharmaka bei chronischen Schmerzsyndromen (nach *Kocher*, 1984)

Vorteile

- Wirkung auch bei Patienten, die auf die üblichen Analgetika nicht ansprechen
- verringerte Gefahr von Medikamentenabusus und -abhängigkeit
- Potenzierung der Analgetikawirkung und dadurch Einsparung von Schmerzmitteln
- nur relativ geringe Dosen von Antiepileptika/Neuroleptika/Antidepressiva notwdg. Dadurch weniger Nebenwirkungen.
- zusätzliche Erhöhung des Antidepressivum-Plasmaspiegels durch Neuroleptika und damit verstärkte Wirksamkeit trotz geringerer Dosierung
- vermutlich eigener analgetischer Effekt von Antidepressiva und Neuroleptika, der zusätzlich genutzt werden kann

Nachteile

- Verringerte Einnahmezuverlässigkeit, Mehrfachmedikation
- Vermehrung möglicher Begleiterscheinungen, auch bei geringerer Dosierung:
- bei Neuroleptika: Müdigkeit, extrapyramidale Bewegungsstörungen (Dyskinesien, Akathisie = Ruhelosigkeit, medikamentöses Parkinsonoid) u. a.
- bei Antidepressiva: Mundtrockenheit, Schwitzen, Akkommodationsstörungen, Obstipation, orthostatische Beschwerden, Miktionsstörungen, Tachykardie, Tremor u. a.
- bei Antiepileptika: Benommenheit, Schwindel u. a.

Nachfolgend eine Übersicht zu den wichtigsten Kombinationsmöglichkeiten nach Zielsymptomen:

Antidepressiva: Einsatz je nach Stimmungslage und Antriebsverhalten:
– Unruhig-gequält-schmerzgetriebene Reaktion: dämpfende Antidepressiva, z. B. Aponal, Laroxyl, Ludiomil, Saroten, Stangyl, Tryptizol, Thombran u. a.
– Eher matt-apathisch-schmerzgequälte Reaktionen: ebenfalls mehr sedierende (s. o.) oder antriebsneutrale bis leicht antriebssteigernde Antidepressiva, z. B. Anafranil, Dogmatil, Tofranil, Vivalan u. a.
Die Erfolgsrate soll zwischen 55 und 80 % liegen. Es gibt jedoch kaum kontrollierte Untersuchungen. Klinisch hat man den Eindruck, daß Antidepressiva vor allem dann schmerzlindernd wirken, wenn der Patient neben seinem Schmerzbild eine depressive Symptomatik zeigt.

Neuroleptika: lassen sich – in hoch- bzw. niederpotente Antipsychotika unterteilt – ebenfalls wie folgt einsetzen:
– Unruhig-gequält-schmerzgetrieben: Glianimon, Haldol, Triperidol, Impromen/Tesoprel u. a. (hochpotente Neuroleptika) bzw. Atosil, Dipiperon, Eunerpan, Melleril, Truxal, vor allem Neurocil (niederpotente Neuroleptika).
– Eher matt-apathisch-schmerzgequält: Fluanxol, Orap u. a. (hochpotent). In den letzten Jahren wurde auch über gute Therapieresultate mit Tiapridex berichtet.
Neuroleptika pflegen eine grundsätzlich gute kotherapeutische Wirkung zu entwickeln.

Tranquilizer: Präparate vom Benzodiazepin-Typ scheinen keinen direkt analgetischen Effekt zu haben. Auch ist bei Langzeitmedikation Vorsicht wegen der möglichen Abhängigkeit geboten – selbst bei konstant kleinbleibender Dosis (Gefahr der Niedrig-Dosis-Abhängigkeit). Tranquilizer haben jedoch eine gute zusätzliche Wirkung bei vielen (vor allem orthopädischen) Schmerzbildern mit Verspannungsfolgen (z. B. Wurzel- und Nervenkompressionsschmerz). Sie sind jedoch stets konsequent überwacht und zeitlich begrenzt einzusetzen.

Antiepileptika: Carbamazepin-Präparate (z. B. Tegretal, Sirtal, Timonil) sind schon über zwei Jahrzehnte nicht nur als Antikonvulsiva, sondern auch gegen Neuralgien (z. B. Trigeminus-Neuralgie), schmerzhafte Neuro- und Polypathien sowie chronische Schmerzzustände anderer Genese im Einsatz. Ähnliches gilt auch für die Valproinsäure (z. B. Convulex, Ergenyl, Leptilan, Mylproin, Orfiril, Valcote).

Spezielle Hinweise

Soweit bisher beurteilbar, scheint die Kombinationsbehandlung der Monotherapie überlegen zu sein. Antidepressiva und Neuroleptika alleine zeigen mitunter enttäuschende Resultate, besonders bei längerdauernder Behandlungsnotwendigkeit. Allerdings muß man sich stets vor Augen halten: je mehr Präparate, desto mehr Begleiterscheinungen und desto unübersichtlicher das Behandlungskonzept. Grundsätzlich scheint bei einer Kombinationsbehandlung der Effekt um so größer, je eher das Schmerzerleben zentral fixiert und psychisch ausgestaltet ist. Eine entsprechende Überwachung von Kreislauf, Blutbild, Leberfunktion u. a. versteht sich von selbst. Die angegebenen Höchstdosen (die individuell überschritten werden können) behält man – den Umständen entsprechend – Tage bis Wochen bei. Eine initiale Benommenheit bzw. Sedierung kann dem Therapieziel mitunter nützlich sein. Später ist dann auf eine individuelle Erhaltungsdosis zu reduzieren. Sie muß u. U. für Antidepressiva oder Neuroleptika mehrere Monate aufrecht erhalten werden (während man mit Tranquilizern spätestens nach einigen Wochen ausschleichen muß).

Die Frage, inwieweit durch eine Kombinationsbehandlung die bis dahin evtl. unbefriedigend greifenden Schmerzmittel völlig ersetzt werden können, offenbart das alte Problem von Wunsch und Wirklichkeit. Natürlich wäre es sinnvoll, mit den Analgetika innerhalb weniger Tage oder zumindest Wochen nach Beginn der kombinierten Behandlung ausschleichen zu können. In einzelnen Fällen wird es jedoch über eine längere Strecke bei einer reduzierten Dosis der Schmerzmittel bleiben müssen. Doch auch dies kann bei chronischen Schmerzsyndromen schon ein wichtiger Erfolg sein.

Früher glaubte man, die Gabe von Neuroleptika und Antidepressiva führe zu einer Dämpfung der affektiven Resonanz und psychomotorischen Aktivität. Dadurch werde das Schmerzerleben gleichsam »neurochemisch entkernt«, es komme zu einer »Entpersönlichung des Schmerzes«. Mit anderen Worten: Der Betroffene gewinnt Distanz gegenüber seinem zermürbenden Schmerzsyndrom, der Teufelskreis wird unterbrochen oder zumindest abgeschwächt. Die so erzielte Wirkung ist um so eindrucksvoller, je stärker die Schmerzzustände von einer Störung des emotionalen, psychischen und vegetativen Gleichgewichts beherrscht sind.

Inzwischen eröffnete die Entdeckung der Opiatrezeptoren im ZNS (1973) sowie der Enkephaline und Endorphine neue Perspektiven in der Schmerzforschung. Heute vermutet man, daß die Psychopharmaka über ihren rein antidepressiven und neuroleptischen Effekt hinaus eine eigene analgetische Wirkung auf der Basis des zentralen Neurotransmitter-Stoffwechsels ausüben.

17. Übersichtstabelle: Psychopharmaka in der Depressionsbehandlung

Antidepressiva[1]

Handelsname (Freiname)	Indikationsschwerpunkte	Dosierung[2]	mögliche Nebenwirkungen weitere Hinweise
Anafranil (Clomipramin)	trizyklisches AD[3] mit leicht aktivierender Wirkung: endogene Depressionen (D.). Als Zusatztherapie bei somatogenen D. und depressiven Zuständen schizophrener und schizoaffektiver Psychosen. *(Fortsetzung S. 126)*	ID[4]: 50 bis 75 mg ED[5]: 50 bis 150 mg bis 300 mg stationär	Mundtrockenheit, Schwitzen, Tremor, Schwindel, Akkommodations- und Miktionsstörungen, Obstipation, Kreislaufstörungen, Sedierung, Verwirrtheitszustände, Schlaflosigkeit, sexuelle Funk-

1 = Auswahl
2 = Dosierung für mittleres Erwachsenenalter. Für Kinder und Jugendliche bei entsprechenden Indikationen s. gesonderte Angaben in den Packungsbeilagen. Im höheren Lebensalter individuelle und vorsichtigere Dosissteigerung, evtl. geringere Enddosierung. Während Schwangerschaft und Stillzeit grundsätzlich strenge Indikationsstellung.
3 = AD = Antidepressivum
4 = ID = Initialdosis/Tag
5 = ED = Erhaltungsdosis/Tag (Abkürzung bedeutet hier **nicht** ED = Einzeldosis oder Effektivdosis)

Handelsname (Freiname)	Indikationsschwerpunkte	Dosierung[2]	mögliche Nebenwirkungen / weitere Hinweise
Fortsetzung Anafranil	Ggf. dosisangepaßt bei psychogenen D. und Schmerzsyndromen. Weitere Indikationen: Zwangssyndrome, Phobien, narkoleptisches Syndrom (Kataplexie), funktionelle Enuresis nocturna (nach dem 5. Lebensjahr)	Infusionen: 50 bis 150 mg morgendlicher Dosisschwerpunkt	tionsstörungen, Angstzustände, Herzrhythmus- und Leberfunktionsstörungen, Hyperpyrexie, Krampfanfälle, allergische Hautreaktionen Bei stark agitierten und ängstlichen D. Vorsicht bzw. Kombination mit dämpfenden Psychopharmaka (niederpotente Neuroleptika, kurzfristig Tranquilizer). Wie bei allen leicht und vor allem stark aktivierenden AD[3] Vorsicht bei Suizidgefahr
Aponal (Doxepin)	trizyklisches AD[3] mit sedierender Wirkung: vorwiegend ängstlich-agitierte Symptomatik bei endogenen D. Als Zusatztherapie bei somatogenen D. und depressiven Zuständen schizophrener bzw. schizoaffektiver Psychosen. Ggf.	ID[4]: 10 bis 75 mg ED[5]: bis 150 mg bis 300 mg maximal Infusionen: 50 bis 150 mg	Müdigkeit, Mundtrockenheit, Akkommodationsstörungen, gastrointestinale Reaktionen (z. B. Obstipation), kardiovaskuläre Störungen (z. B. Tachykardie, Hypotonie), Schwitzen, Schwäche, Schwindelgefühl, Mattigkeit, Gewichtszunahme,

dosisangepaßt bei psychogenen D. und weiteren psychogenen Störungen, besonders wenn Unruhe, Angst, Schlafstörungen und psychosomatisch interpretierbare Beschwerden im Vordergrund stehen. Entzugssyndrome (Alkohol, Medikamente, Rauschdrogen). Ggf. bei Ulcus ventriculi et duodeni	abendliche Hauptdosis	Ödeme, Parästhesien, Hitze- und Kälteempfindungen, Ohrensausen, Photophobie, verminderte Libido, Exantheme, Pruritus, Erhöhung der Transaminasen, Glaukomanfall, Delirien, extrapyramidale Störungen, belastende Träume, Thrombozytopenie Bei der Entzugsbehandlung sind häufig Höchstdosen notwendig, die eine sorgfältige Kreislaufkontrolle erfordern
Equilibrin (Amitriptylin-N-Oxid)	trizyklisches AD[3] mit sedierender Wirkung: vorwiegend ängstlich-agitierte Symptomatik bei endogenen D. Zusatztherapie bei somatogenen D. und depressiven Zuständen schizophrener bzw. schizoaffektiver Psychosen. Ggf. dosisangepaßt bei psychogenen D. und bei Schmerzsyndromen	ID[4]: bis 60 mg ED[5]: 90 bis 150 mg bis 300 mg maximal abendliche Hauptdosis	Müdigkeit, Mundtrockenheit, Schwitzen, Schwindel, Akkommodationsstörungen, Übelkeit, Erbrechen, Obstipation

Handelsname (Freiname)	Indikationsschwerpunkte	Dosierung[2]	mögliche Nebenwirkungen / weitere Hinweise
Fevarin 50 (Fluvoxamin)	chemisch neuartiges, monozyklisches AD[3] mit leicht aktivierender Wirkung: eher gehemmte Symptomatik bei endogenen D. Ggf. dosisangepaßt bei psychogenen D.	ID[4]: bis 100 mg ED[5]: 150 bis 200 mg bis 300 mg maximal morgendlicher Dosisschwerpunkt	Übelkeit, Erbrechen, Appetitlosigkeit, innere Unruhe, Angst- und Erregungszustände, Schwindel, Obstipation, Mundtrockenheit, Tremor, Schlafstörungen, aber auch Schläfrigkeit. Vorsicht bei agitiert-ängstlichen D. mit (auch latenter) Suizidalität. Bei Patienten mit Glaukom und Prostatahypertrophie nicht kontraindiziert
Gamonil (Lofepramin)	trizyklisches AD[3] mit antriebsneutraler bis leicht aktivierender Wirkung: endogene D. Als Zusatztherapie bei somatogenen D. und depressiven Zuständen schizophrener bzw. schizoaffektiver Psychosen. Ggf. dosisangepaßt bei psychogenen D.	ID[4]: 70 bis 105 mg ED[5]: 70 bis 140 mg bis 280 mg maximal	Unruhe, Schlafstörungen, Mundtrockenheit, Schwindel, Obstipation, Miktions- und Akkommodationsstörungen, Blutdruckschwankungen, Herzrhythmus- bzw. Reizleitungsstörungen, Delirien, Cholestase, allergische Hautreaktionen, Störungen des hämatopoetischen Systems. Vorsicht bei stark agitiert-ängstlichen depressiven Zuständen mit ausgeprägter Suizidalität

Idom (Dosulepin)	trizyklisches AD[3] mit sedierender Wirkung; vorwiegend ängstlich-agitierte Symptomatik bei somatogenen D. Zusatztherapie bei endogenen D. und depressiven Zuständen schizophrener bzw. schizoaffektiver Psychosen. Ggf. dosisangepaßt bei psychogenen D.	ID[4]: bis 75 mg ED[5]: 75 bis 150 mg bis 300 mg maximal abendliche Hauptdosis	Müdigkeit, Schwindel, Unruhe, Schlafstörung, Mundtrockenheit, Obstipation, Miktionsstörungen, Hypotonie, Erregungsleitungsstörungen, Tremor, Akkommodationsstörungen, Schwächegefühl. Konzentrationsstörungen, Schwitzen, Kopfschmerzen, Störungen des hämatopoetischen Systems
Laroxyl (Amitriptylin)	trizyklisches AD[3] mit sedierender Wirkung; vorwiegend ängstlich-agitierte Symptomatik bei somatogenen D. Zusatztherapie bei endogenen D. und depressiven Zuständen schizophrener bzw. schizoaffektiver Psychosen. Ggf. dosisangepaßt bei psychogenen D. und Schmerzsyndromen sowie bei Enuresis im Kindesalter	ID[4]: 50 bis 75 mg ED[5]: 50 bis 150 mg bis 250 mg maximal (stationär) abendliche Hauptdosis	Müdigkeit, Schwindel, Mundtrockenheit, Obstipation, Miktionsstörungen, Hypotonie, Tremor, Schwitzen, Akkommodationsstörungen, Tachykardie, Erregungsleitungsstörungen, cholestatische Hepatose, Agranulozytose, Thrombozytopenie, delirante Syndrome

Handelsname (Freiname)	Indikationsschwerpunkte	Dosierung[2]	mögliche Nebenwirkungen / weitere Hinweise
Ludiomil (Maprotilin)	tetrazyklisches AD[3] mit sedierender Wirkung: vorwiegend ängstlich-agitierte Symptomatik bei endogenen D. Zusatztherapie bei somatogenen D. sowie ggf. dosisangepaßt bei psychogenen Störungen bzw. D.	ID[4]: bis 75 mg ED[5]: bis 150 mg bis 200 mg stationär Infusionen: 50 bis 150 mg abendliche Hauptdosis	Müdigkeit, aber auch innere Unruhe und Schlafstörungen, Mundtrockenheit, Schwindel, Obstipation, Harnverhaltung, Akkommodations- und kardiovaskuläre Störungen (Tachykardie, Hypotonie, Erregungsleitung), allergische Hautreaktionen, Krampfanfälle, Störungen des hämatopoetischen Systems. – Lange Halbwertszeit. »Kohlenhydrathunger« mit Gewichtszunahme möglich. Vorsicht bei erniedrigter Krampfschwelle
Noveril (Dibenzepin)	trizyklisches AD[3] mit leicht antriebssteigernder Wirkung: vorwiegend gehemmte Syndrome bei endogenen D. Zusatztherapie bei somatogenen D. Ggf. dosisangepaßt bei psychogenen D., Enuresis nocturna und depressiv gefärbten Verhaltensstörungen organischer bzw. psychogener Ursache	ID[4]: 240 bis 480 mg ED[5]: 240 bis 480 mg bis 780 mg maximal Infusionen: 120 bis 360 mg morgendlicher Dosisschwerpunkt	innere Unruhe, Schlafstörungen, evtl. Müdigkeit und Schläfrigkeit, Mundtrockenheit, Obstipation, Harnverhalten, Akkommodationsstörungen, Übelkeit, Schwindel, Tachykardie, Hypotonie, Angstträume, Erregungsleitungsstörungen. Letzte Tagesdosis nicht nach 16 Uhr. Vorsicht bei Suizidgefahr und innerer

		Unruhe, selbst wenn sich nach außen keine Agitiertheit zeigt
Parnate (Tranylcypromin)	Monoaminooxidase (MAO)-Hemmer mit antriebssteigernder Wirkung: vorwiegend psychomotorisch gehemmte und ängstliche Symptomatik bei endogenen D. Zusatztherapie bei somatogenen und ggf. dosisangepaßt bei psychogenen D. Depressive Zustände mit atypischer Symptomatik. Weitere Indikationen: Angstzustände wie Angstneurose, Panikattacken, phobische Neurose (z. B. Agoraphobie), ferner Zwangsneurose sowie weitere psychogene Störungen	ID[4]: bis 5–10 mg ED[5]: bis 20 mg bis 40 mg (bzw. 60 mg) maximal morgendlicher Dosisschwerpunkt	innere Unruhe, Agitiertheit, Erregungszustände, Schlafstörungen, aber auch Müdigkeit und allgemeine Schwäche bis zur Apathie (manchmal abwechselnd), Benommenheit, Reizbarkeit, Angstzustände, Umschlagen in einen manischen Zustand, Schwindel, Kopfschmerzen, Herzklopfen, Unwohlsein, Übelkeit, Blutdruckschwankungen (orthostatische Hypotonie, Blutdrucksteigerung mit heftigen Kopfschmerzen), Krampfanfälle, Libidoverlust, Hypoglykämie, Tremor, Schweißausbrüche. – Vorsichtsmaßnahmen: Einhalten der Diätvorschriften, vorsichtige Dosierung bei Epilepsie sowie bei Altersleiden, Vorsicht bei Kombinationsversuchen mit anderen Pharmaka (Einzelheiten s. S. 76). Letzte Tagesdosis nicht nach 13 Uhr. Vorsicht bei latenter oder offenkundiger innerer Unruhe sowie Suizidalität

Handelsname (Freiname)	Indikationsschwerpunkte	Dosierung[2]	mögliche Nebenwirkungen weitere Hinweise
Pertofran (Desipramin)	trizyklisches AD[3] mit stärkerer antriebssteigernder Wirkung: vorwiegend psychomotorisch gehemmte depressive Syndrome bei endogener D. Zusatztherapie bei somatogenen sowie dosisangepaßt ggf. bei psychogenen D.	ID[4]: 50 bis 75 mg ED[5]: bis 150 mg bis 250 mg maximal morgendlicher Dosisschwerpunkt	Mundtrockenheit, Schwitzen, Schwindel, Obstipation, Miktionsbeschwerden, Akkommodationsstörungen, Delirien, Krampfanfälle, kardiovaskuläre Störungen (orthostatische Hypotonie, Tachykardie, Herzrhythmus- bzw. Reizleitungsstörungen), allergische Hautreaktionen, Störungen des hämatopoetischen Systems, Tremor, innere Unruhe, ängstliche Agitiertheit, Schlafstörungen, Umschlagen in ein manisches Syndrom. – Vorsicht bei agitiert-ängstlichem depressiven Syndrom sowie depressiven Zuständen im Rahmen einer Schizophrenie. Zu Beginn der Behandlung Erregungszustände und Schlafstörungen möglich. Letzte Tagesdosis nicht nach 16 Uhr
Saroten (Amitriptylin)	trizyklisches AD[3] mit sedierender Wirkung: vorwiegend ängstlich-agitierte Symptomatik bei endogenen D. Zusatztherapie bei soma-	ID[4]: 50 bis 75 mg ED[5]: 50 bis 150 mg bis 250 mg maxi-	Müdigkeit, Schwindel, Mundtrockenheit, Obstipation, Miktionsstörungen, Hypotonie, Tremor, Schwitzen, Akkommodationsstörun-

	togenen D. und depressiven Zuständen schizophrener bzw. schizoaffektiver Psychosen. Ggf. dosisangepaßt bei psychogenen D. und Schmerzsyndromen sowie bei Enuresis im Kindesalter. Retardform: Langzeitbehandlung depressiver Syndrome, vor allem mit Früherwachen und Morgentief	mal (stationär) Infusionen: 50 bis 100 mg abendliche Hauptdosis	gen, Tachykardie, Erregungsleitungsstörungen, cholestatische Hepatose, Agranulozytose, Thrombozytopenie, delirante Syndrome
Sinquan (Doxepin)	trizyklisches AD[3] mit sedierender Wirkung: vorwiegend ängstlich-agitierte Symptomatik bei endogenen D. Als Zusatztherapie bei somatogenen D. und depressiven Zuständen schizophrener bzw. schizoaffektiver Psychosen. Ggf. dosisangepaßt bei psychogenen D. und weiteren psychogenen Störungen, besonders wenn Unruhe, Angst, Schlafstörungen und psychosomatisch interpretierbare Beschwerden im Vordergrund stehen. Entzugssyndrome (Alkohol, Medikamente, Rauschdrogen). Ggf. bei Ulcus ventriculi et duodeni	ID[4]: 10 bis 75 mg ED[5]: bis 150 mg bis 300 mg maximal Infusionen: 50 bis 150 mg abendliche Hauptdosis	Müdigkeit, Mundtrockenheit, Akkommodationsstörungen, gastrointestinale Reaktionen (z. B. Obstipation), kardiovaskuläre Störungen (z. B. Tachykardie, Hypotonie). Schwitzen, Schwäche, Schwindelgefühl, Mattigkeit, Gewichtszunahme, Ödeme, Parästhesien, Hitze- und Kälteempfindungen, Ohrensausen, Photophobie, verminderte Libido, Exantheme, Pruritus, Erhöhung der Transaminasen, Glaukomanfall, Delirien, extrapyramidale Störungen, belastende Träume, Thrombozytopenie. – Bei der Entzugsbehandlung sind häufig Höchstdosen notwendig, sorgfältige Kreislaufkontrolle erforderlich.

Handelsname (Freiname)	Indikationsschwerpunkte	Dosierung[2]	mögliche Nebenwirkungen / weitere Hinweise
Stangyl (Trimipramin)	trizyklisches AD[3] mit starker sedierender Wirkung: vorwiegend ängstlich-agitierte Symptomatik bei endogenen D. Zusatztherapie bei somatogenen D. und depressiven Zuständen schizophrener bzw. schizoaffektiver Psychosen. Ggf. dosisangepaßt bei psychogenen Störungen und Schmerzsyndromen. Ferner bei Drogen-, Medikamenten- und Alkoholentzug sowie bei Ulcus ventriculi et duodeni diskutiert	ID[4]: 25 bis 75 mg ED[5]: 75 bis 150 mg bis 400 mg (stationär) Infusionen: 50 bis 150 mg abendliche Hauptdosis	Müdigkeit, Mundtrockenheit, Akkommodationsstörungen, Obstipation, kardiovaskuläre Störungen (Tachykardie, Bradykardie, Hypotonie), Kopfschmerzen, Hypo- oder Hyperthermie, Schwitzen, Frösteln, Hautreaktionen, Miosis, Mydriasis, Tremor, psychomotorische Erregungs- und Verwirrtheitszustände, Leukopenie und Eosinophilie, Krampfneigung bei prädisponierten Patienten, Stimmungsumschlag in eine Manie, Glaukomanfall, Miktionsstörungen oder Harnverhalten bei Prostatahypertrophie Vorsicht bei Bronchialasthmatikern mit Trimipramin-Injektionslösung (Sulfitüberempfindlichkeit)

Thombran (Trazodon)	chemisch neuartiges AD[3] mit sedierender Wirkung: vorwiegend ängstlich-agitierte Symptomatik bei endogenen D. Zusatztherapie bei somatogenen, ggf. dosisangepaßt bei psychogenen D. und bei Schmerzsyndromen	ID[4]: bis 100 mg ED[5]: bis 200 mg bzw. 400 mg maximal Infusionen: 200 bis 400 mg abendliche Hauptdosis	Müdigkeit, Magen-Darm-Beschwerden, Schwindel, Mundtrockenheit, Schlafstörungen, Kopfschmerzen, Hypotonie (besonders auf nüchternen Magen), Unruhe, Tachykardie, allergische Hauterscheinungen, Akkommodationsstörungen, Obstipation, Blutdruckerhöhung, Verwirrtheitszustände, Übelkeit, Brechreiz, Zittern, Gewichtszunahme oder Gewichtsabnahme, Priapismus (s. u.) Weitgehendes Fehlen anticholinerger und kardiotoxischer Nebenwirkungen. Deshalb keine Kontraindikationen für Glaukom und Prostatahypertrophie. Bei lang anhaltender und ungewöhnlicher Peniserektion (Priapismus) das Präparat sofort absetzen und Zustand sorgfältig überwachen (Notfall)
Tofranil (Imipramin)	trizyklisches AD[3] mit antriebsneutraler bis leicht aktivierender Wirkung: endogene D. Zusatztherapie bei somatogenen D. und depressiven Zuständen schizo-	ID[4]: 50 bis 75 mg ED[5]: 75 bis 100 mg bzw. 150 mg bis 300 mg maxi-	Mundtrockenheit, kardiovaskuläre Störungen (Tachykardie, Blutdruckschwankungen, Reizleitungsstörung), Schwitzen, Akkommodationsstörungen, Schwindel,

Handelsname (Freiname)	Indikationsschwerpunkte	Dosierung[2]	mögliche Nebenwirkungen weitere Hinweise
Fortsetzung Tofranil	phrener bzw. schizoaffektiver Psychosen. Ggf. dosisangepaßt bei psychogenen D. bzw. weiteren psychogenen Störungen. Ferner Schmerz- und Zwangssyndrome, Enuresis nocturna, Pavor nocturnus, Kataplexie bei Narkolepsie, Panik-attacken sowie Bulimie und Anorexie	mal (stationär) morgendlicher Dosisschwerpunkt	Schlafstörungen, Verwirrtheits-, Angst-, Unruhe- und Erregungszustände, aber auch Müdigkeit, allergische Exantheme, Pruritus, Leberfunktionsstörungen, Hyperpyrexie, Tinnitus, Galaktorrhoe, Krampfanfälle, Miktionsstörungen, Übelkeit, Erbrechen, Obstipation, Störungen des hämatopoetischen Systems, Cholestase. – Vorsicht bei agitiert-ängstlichen D. und akuter, vor allem latenter Suizidalität
Tolvin (Mianserin)	tetrazyklisches AD[3] mit sedierender Wirkung: vorwiegend ängstlich-agitierte Symptomatik bei endogenen D. Zusatztherapie bei somatogenen, ggf. dosisangepaßt bei psychogenen D.	ID[4]: bis 30 mg ED[5]: 30 bis 90 mg bis 120 mg maximal abendliche Hauptdosis	Müdigkeit (initial selbst bei geringer Dosierung), Benommenheit, kardiovaskuläre Störungen (Hypotonie, Schwindel), Mundtrockenheit, Akkommodationsstörungen, Obstipation, allergische Hautreaktionen, Ikterus, Gelenkschmerzen, Umschlagen in eine manische Phase, Krampfanfälle, Störungen des hämato-

Präparat	Eigenschaften	Dosierung	Nebenwirkungen
Trausabun (Melitracen)	trizyklisches AD[3] mit einer antriebsneutralen bis leicht aktivierenden Wirkung: vorwiegend psychomotorisch gehemmte depressive Syndrome bei endogenen D.	ID[4]: 30 bis 75 mg ED[5]: 50 bis 150 mg bis 225 mg maximal morgendlicher Dosisschwerpunkt	Müdigkeit, aber auch innere Unruhe und Schlafstörungen, Schwindel, Schwitzen, Mundtrockenheit, Harnverhalten, Akkommodationsstörungen, Obstipation, kardiovaskuläre Störungen (Tachykardie, orthostatische Hypotonie), allergische Hauterscheinungen, Störungen von Endokrinium und hämatopoetischem System, extrapyramidale und Erregungsleitungsstörungen

poetischen Systems (Granulozytopenie, Agranulozytose). – Bei entsprechender Überwachung auch für Risikopatienten (Glaukom, Prostatahyperplasie) sowie zur Migränebehandlung geeignet. Bei Anzeichen einer Infektion während der Behandlung (z. B. Fieber, Halsschmerzen, Zahnfleisch- und Mundschleimhautentzündung, Schleimhautulcera, eitrige Angina, grippeähnliche Beschwerden) sofort Überprüfung des Blutbilds

Handelsname (Freiname)	Indikationsschwerpunkte	Dosierung[2]	mögliche Nebenwirkungen / weitere Hinweise
Tryptizol (Amitriptylin)	trizyklisches AD[3] mit sedierender Wirkung: vorwiegend ängstlich-agitierte Symptomatik bei endogenen D. Zusatztherapie bei somatogenen D. und depressiven Zuständen schizophrener bzw. schizoaffektiver Psychosen. Ggf. dosisangepaßt bei psychogenen D. und Schmerzsyndromen sowie bei Enuresis im Kindesalter	ID[4]: 50 bis 75 mg ED[5]: 50 bis 150 mg bis 250 mg maximal (stationär) abendliche Hauptdosis	Müdigkeit, Schwindel, Mundtrockenheit, Obstipation, Miktionsstörungen, Hypotonie, Tremor, Schwitzen, Akkommodationsstörungen, Tachykardie, Erregungsleitungsstörungen, cholestatische Hepatose, Agranulozytose, Thrombozytopenie, delirante Syndrome
Vivalan ICI (Viloxazin)	chemisch neuartiges AD[3] mit leicht aktivierender Wirkung: vorwiegend psychomotorisch gehemmte depressive Syndrome bei endogenen D. Zusatztherapie bei somatogenen D.; ferner bei depressiven Zuständen schizophrener bzw. schizoaffektiver Psychosen und bei Epilepsie. Ggf. dosisangepaßt bei psychogenen D.	ID[4]: 100 bis 200 mg ED[5]: 200 bis 300 mg bis 500 mg maximal Infusion: 200 bis 400 mg morgendlicher Dosisschwerpunkt	Übelkeit, Erbrechen, Appetitlosigkeit, Kopfschmerzen, Schlafstörungen, leichte Unruhe, Angstgefühle Kurze Halbwertzeit, zusätzliche antikonvulsive Wirkung. Nicht abends verabreichen. Vorsicht bei stark ängstlich-agitierten depressiven Syndromen und/oder ausgeprägter offener oder latenter Suizidalität

Kombinationspräparate[1]

Handelsname (Freiname)	Indikationsschwerpunkte	Dosierung[2]	mögliche Nebenwirkungen / weitere Hinweise
Jatrosom (Tranylcypromin und Trifluoperazin)	Monoaminooxidase (MAO)-Hemmer in Kombination mit einem hochpotenten Neuroleptikum: vorwiegend psychomotorisch gehemmte und ängstliche Symptomatik bei endogenen D. Zusatztherapie bei somatogenen und ggf. dosisangepaßt bei psychogenen D. Weitere Indikationen: Angstzustände wie Angstneurose, Panikattacken, phobische Neurose (z. B. Agoraphobie), ferner Zwangsneurose sowie weitere psychogene Störungen	2 × 1 Drag. morgendlicher Dosisschwerpunkt	*MAO-Hemmer:* innere Unruhe, Agitiertheit, Erregungszustände, Schlafstörungen, aber auch Müdigkeit und allgemeine Schwäche bis zur Apathie (manchmal abwechselnd), Benommenheit, Reizbarkeit, Angstzustände, Umschlagen in einen manischen Zustand, Schwindel, Kopfschmerzen, Herzklopfen, Unwohlsein, Übelkeit, Blutdruckschwankungen (orthostatische Hypotonie), Blutdrucksteigerung mit heftigen Kopfschmerzen, Krampfanfälle, Libidoverlust, Hypoglykämie, Tremor, Schweißausbrüche *Neuroleptikum* (trotz niedriger Dosierung gel. möglich): extrapyramidal-motorische sowie Sekretionsstörungen der Speicheldrüsen und Schweißdrüsen, Miktionsbeschwer-

Handelsname (Freiname)	Indikationsschwerpunkte	Dosierung[2]	mögliche Nebenwirkungen
			weitere Hinweise
Fortsetzung Jatrosom			den, allergische Hautreaktionen, Magen-Darm-Störungen, intrahepatische Cholestase, Provokation epileptischer Anfälle, Cornea- und Linseneinlagerungen, Reizleitungsstörungen und Kammerflimmern, Störungen des hämatopoetischen Systems
			Vorsichtsmaßnahmen: Einhalten der Diätvorschriften, vorsichtige Dosierung bei Epilepsie sowie Altersleiden, Vorsicht bei Kombinationsversuchen mit anderen Pharmaka (Einzelheiten s. S. 75). Letzte Tagesdosis nicht nach 13 Uhr. Vorsicht bei latenter oder offenkundiger innerer Unruhe sowie Suizidalität

| **Limbatril (F)** (Amitriptylin und Chlordiazepoxid) | trizyklisches AD[3] sowie Tranquilizer vom Benzodiazepin-Typ mit gemeinsam stärker sedierender Wirkung: vorwiegend ängstlich-agitierte Symptomatik bei endogenen D. Zusatztherapie bei somatogenen D. und depressiven Zuständen schizophrener bzw. schizoaffektiver Psychosen. Ggf. dosisangepaßt bei psychogenen D. und Schmerzsyndromen | 2 bis 3 × 1 Kapsel abendliche Hauptdosis | *Antidepressivum:* Müdigkeit, Schwindel, Mundtrockenheit, Obstipation, Miktionsstörungen, Hypotonie, Tremor, Schwitzen, Akkommodationsstörungen, Tachykardie, Erregungsleitungsstörungen, cholestatische Hepatose, Agranulozytose, Thrombozytopenie, delirante Syndrome *Tranquilizer:* Müdigkeit, Einschränkung der Reaktionsfähigkeit, Schwindel, Geh- und Stehunsicherheit (besonders im höheren Alter), Kopfdruck u. a. m.

Bei fixen Kombinationspräparaten AD[3]/Tranquilizer kann der Benzodiazepin-Anteil bei längerfristiger Verordnung zur Abhängigkeit führen (Niedrig-Dosis-Abhängigkeit) |

Handelsname (Freiname)	Indikationsschwerpunkte	Dosierung[2]	mögliche Nebenwirkungen / weitere Hinweise
Longopax (mite) (Amitriptylin und Perphenazin)	trizyklisches AD[3] sowie stark potentes Neuroleptikum mit stärker sedierender Wirkung: vorwiegend ängstlich-agitierte Symptomatik bei endogenen D. Zusatztherapie bei somatogenen D. und depressiven Zuständen schizophrener bzw. schizoaffektiver Psychosen	2 bis 3 × 1 bis 2 Drag. abendliche Hauptdosis	*Antidepressivum:* Müdigkeit, Schwindel, Mundtrockenheit, Obstipation, Miktionsstörungen, Hypotonie, Tremor, Schwitzen, Akkommodationsstörungen, Tachykardie, Erregungsleitungsstörungen, cholestatische Hepatose, Agranulozytose, Thrombozytopenie, delirante Syndrome *Neuroleptikum* (trotz niedriger Dosierung gel. möglich): extrapyramidal-motorische sowie Sekretionsstörungen der Speichel- und Schweißdrüsen, Miktionsbeschwerden, allergische Hautreaktionen, Magen-Darm-Störungen, intrahepatische Cholestase, Provokation epileptischer Anfälle, Cornea- und Linseneinlagerungen, Reizleitungsstörungen und Kammerflimmern, Störungen des hämatopoetischen Systems

Pantrop retard
(Amitriptylin und
Chlordiazepoxid)

trizyklisches AD[3] und Tranquilizer vom Benzodiazepin-Typ mit gemeinsam stärker sedierender Wirkung: vorwiegend ängstlich-agitierte Symptomatik bei endogenen D. Zusatztherapie bei somatogenen D. und depressiven Zuständen schizophrener bzw. schizoaffektiver Psychosen. Ggf. dosisangepaßt bei psychogenen D. und Schmerzsyndromen. Als Retardform zur Langzeitbehandlung depressiver Syndrome, vor allem mit Früherwachen und Morgentief geeignet

3 × 1 Kapsel
abendliche Hauptdosis

Antidepressivum: Müdigkeit, Schwindel, Mundtrockenheit, Obstipation, Miktionsstörungen, Hypotonie, Tremor, Schwitzen, Akkommodationsstörungen, Tachykardie, Erregungsleitungsstörungen, cholestatische Hepatose, Agranulozytose, Thrombozytopenie, delirante Syndrome
Tranquilizer: Müdigkeit, Einschränkung der Reaktionsfähigkeit, Schwindel, Geh- und Stehunsicherheit (besonders im höheren Alter), Kopfdruck u. a. m.

Bei fixen Kombinationspräparaten AD[3]/Tranquilizer kann der Benzodiazepin-Anteil bei längerfristiger Verordnung zur Abhängigkeit führen (Niedrig-Dosis-Abhängigkeit)

Präparate, die nicht nur als Antidepressiva eingesetzt werden können[1]

Neuroleptika[1]

Handelsname (Freiname)	Indikationsschwerpunkte	Dosierung[2]	mögliche Nebenwirkungen / weitere Hinweise
Arminol Dogmatil (forte) Meresa Neogama (Sulpirid)	nieder- bis mittelpotentes Neuroleptikum mit – dosisabhängig – antipsychotischer, antidepressiver sowie antivertiginöser und antiemetischer Wirkung: vor allem chronische schizophrene Psychosen, besonders mit vermindertem Antrieb, wahnhafter Symptomatik und depressiven Verstimmungen. Psychomotorisch gehemmte D. endogener und somatogener Genese. Ggf. zur Unterstützung der Psycho- und Soziotherapie bei psychogenen, insbesondere psychosomatisch interpretierbaren Störungen. Weitere Indikationen: Schwindelzustände und Erbrechen	antidepressive/antivertiginöse Therapie: 150 bis 300 mg antipsychotische Therapie (bei Schizophrenien): 300 bis 800 mg 1600 mg maximal morgendlicher Dosisschwerpunkt	Dosisabhängig extrapyramidal-motorische Störungen (Dyskinesien, Parkinsonoid, Akathisie u. a.), Kreislaufstörungen, allergische Reaktionen, Unruhe- und Erregungszustände, Einschlafstörungen Bei abendlicher Gabe Schlafstörungen möglich; daher nicht nach 16.°°. Erhöhung des Prolaktinspiegels kann zu Zyklusstörungen und Galaktorrhoe führen

Tranquilizer[1]

Handelsname (Freiname)	Indikationsschwerpunkte	Dosierung[2]	mögliche Nebenwirkungen / weitere Hinweise
Tafil (Alprazolam)	Tranquilizer mit angstlösender und anti-depressiv unterstützender Wirkung: Angstzustände im Rahmen psychischer Störungen. Initiale Zusatzbehandlung zur Psycho- und Soziotherapie bei reaktiven und neurotischen Depressionen sowie zur Behandlung der Angstkomponente bei endogenen D. als zeitlich begrenzte Begleitmedikation zu einem AD[3]	0,75 bis 1,5 mg bis 4,0 mg maximal abendliche Haupt-dosierung	Müdigkeit, Koordinationsstörungen, Schwindelgefühl, Schleiersehen, Blut-druckabfall, gastrointestinale Beschwer-den, vermehrter Speichelfluß, paradoxe Reaktionen (Schlafstörungen, Erregungs-zustände u. a.). Besonders nach akutem Absetzen: Entzugserscheinungen Tranquilizer, Hypnotika und antidepres-siv unterstützende Tranquilizer vom Benzodiazepin-Typ dürfen nur konse-quent überwacht und zeitlich begrenzt eingenommen werden: Vorsicht bei Dosis und Dauer der Medikation, denn Benzo-diazepine können seelisch und körperlich abhängig machen. Gefahr der (Niedrig-Dosis-)Abhängigkeit

L-Tryptophan[1]

Handelsname (Freiname)	Indikationsschwerpunkte	Dosierung[2]	mögliche Nebenwirkungen / weitere Hinweise
Ardeytropin **Atrimon** **Bikalm** **Biotonin** **Eltryptan** **Kalma** **L-Tryptophan** **Neurocalm** **Sedanoct** **Tryptocompren** **Tryptophan 500** u. a. m. (L-Tryptophan)	essentielle Aminosäure als biologische Serotonin-Vorstufe: chronische Schlafstörungen (Intervalltherapie). L-Dopa-Psychosen. Leichtere bis mittelschwere depressive Syndrome (psychogene, endogene und somatogene D., depressive Zustände im Klimakterium), am wirkungsvollsten in Kombination mit AD[3]	Depressionen: 0,5 bis 6 (8) g Schlafstörungen: Intervalltherapie: 3 Tage 2 g vor dem Schlafengehen, 4 Tage kein L-Tryptophan. Behandlungsdauer: Wochen bis Monate	Völlegefühl, Übelkeit, Erbrechen Gegen eine längerfristige Anwendung von L-Tryptophan bestehen nach derzeitiger Erkenntnis keine Bedenken

Lithium-Präparate[1]

Handelsname (Freiname)	Indikationsschwerpunkte	Dosierung[2]	mögliche Nebenwirkungen weitere Hinweise
Quilonum Lithiumacetat 8,1 mval Li⁺/Tabl.	Prophylaxe manisch-depressiver Psychosen (Zyklothymie) und phasenhaft rezidivierender endogener D. sowie schizoaffektiver Psychosen. Therapie manischer Zustände im Rahmen einer Zyklothymie bzw. schizoaffektiven Psychose. Retard-Präparate besonders für Langzeittherapie bzw. -prophylaxe geeignet	individuell bis zum Erreichen der erforderlichen Lithium-Serum-Konzentration. Prophylaktischer Spiegel: 0,6 bis 0,8 mval/l. Therapeutischer Spiegel: 1,0 bis 1,2 mval/l (es scheint sich eine Dosiskorrektur in niedrigere Bereiche durchzusetzen)	Müdigkeit (Reaktionseinschränkung), Magen-Darm-Beschwerden, Händezittern, Muskelschwäche, Durst, Polyurie, Gewichtszunahme, euthyreote Struma, EKG-Veränderungen, Nierenfunktionsstörungen, psoriasiforme Ausschläge, Exazerbation einer vorbestehenden Psoriasis, zerebrale Krampfanfälle, Ödeme, Haarausfall, Myxödem, Benommenheit, Nachlassen von Kreativität und geistiger Produktivität Intoxikationszeichen: *s. S. 67*
Quilonum retard Lithiumcarbonat 12,2 mval Li⁺/Tabl.			
Hypnorex retard Lithiumcarbonat 10,8 mval Li⁺/Tabl.			prophylaktische Wirkung: erst nach ca. 6 Monaten und mehr antimanische Wirkung: erst nach 8 bis 10 Tagen

Handelsname (Freiname)	Indikationsschwerpunkte	Dosierung[2]	mögliche Nebenwirkungen weitere Hinweise
Lithium-Duriles	s. o.	s. o.	s. o.
Lithiumsulfat 6,0 mval Li+/Tabl.			
Lithium-aspartat	s. o.	s. o.	s. o.
Lithium-hydrogen-aspartat 3,2 mval Li+/Drag.			
Lithiumorotat	s. o.	s. o.	s. o.
Lithiumorotat 0,83 mval Li+/Tabl.			

18. Weiterführende Literatur *

Ackenheil, M.: Spektrum Psychopharmaka. Aesopus, Zug 1985

Ammon, H. (Hrsg.): Arzneimittelneben- und -wechselwirkungen. Wiss. Verlagsges., Stuttgart 1986

Angst, J., Woggon, B.: Psychopharmakotherapie. In: Kisker, K. P. u. Mitarb. (Hrsg.): Psychiatrie der Gegenwart. Springer, Berlin–Heidelberg–New York 1980

Benkert, O., Hippius, H.: Psychiatrische Pharmakotherapie. Springer, Berlin–Heidelberg–New York 1986

Das ärztliche Gespräch 27: Ergebnisse und Anwendung von Antidepressiva. Rückschau – Vorschau. Tropon, Köln 1977

Depressionsbehandlung in der ärztlichen Praxis. Hrsg. vom Internationalen Komitee für Prophylaxe und Therapie der Depressionen. Bulletin-Sammelmappe, Ciba-Geigy, Wehr 1977–1982

Erdmann, W. D.: Arzneimittellehre. Kohlhammer, Stuttgart 1983

Faust, V., Hole, G. (Hrsg.): Depressionen. Symptomatik – Ätiopathogenese – Therapie. Hippokrates, Stuttgart 1983

Faust, V.: Depressionsfibel. Fischer, Stuttgart 1987

Fieve, R. R.: Depressionen? Erfolge durch die Behandlung mit Lithium. Droemer-Knaur, München 1977

Finzen, A.: Medikamentenbehandlung bei psychischen Störungen. Psychiatrie-Verlag, Rehburg-Loccum 1984

Flügel, K. A. (Hrsg.): Neurologische und psychiatrische Therapie. perimed, Erlangen 1986

Fülgraff, G., Palm, D. (Hrsg.): Pharmakotherapie. Klinische Pharmakologie. Fischer, Stuttgart 1986

Gäbler, H.: Arzneipflanzen in Medizin und Pharmazie. Müller & Steinicke, München 1982

Haase, H.-J.: Therapie mit Psychopharmaka. Schattauer, Stuttgart–New York 1982

Haase, H.-J. (Hrsg.): Psychopharmakotherapie. perimed, Erlangen 1982

Habermann, E., Löffler, H.: Spezielle Pharmakologie und Arzneitherapie. Springer, Heidelberg 1983

Haynes, R. B. und Mitarb.: Compliance-Handbuch. Oldenburg-Verlag, München–Wien 1982

Heinrich, K.: Psychopharmaka in Klinik und Praxis. Thieme, Stuttgart 1983

---

* Auswahl deutschsprachiger Monografien und Sammelbände

Hippius, H. (Hrsg.): Benzodiazepine in der Behandlung von Schlafstörungen. Informed, Gräfelfing 1982

Hippius, H., Klein, H. E. (Hrsg.): Therapie mit Neuroleptika. perimed, Erlangen 1983

Hippius, H., Engel, R. R., Laakmann, G. (Hrsg.): Benzodiazepine. Rückblick und Ausblick. Springer, Berlin–Heidelberg–New York–Tokyo 1986

Hoffmann, C., Faust, V.: Psychische Störungen durch Arzneimittel. Thieme, Stuttgart 1983

Hofmann, H. P., Kleinsorge, H.: Kleine Pharmakologie. Fischer Stuttgart 1987

Huth, A., Huth, W.: Sprechstunde: Depressionen. Gräfe & Unzer, München 1982

Janke, W., Netter, P. (Hrsg.): Angst und Psychopharmaka. Kohlhammer, Stuttgart 1986

Kielholz, P.: Diagnose und Therapie der Depressionen für den Praktiker. Lehmanns, München 1971

Kielholz, P. (Hrsg.): Die Depression in der täglichen Praxis. Huber Bern–Stuttgart–Wien 1974

Kielholz, P. (Hrsg.): Der Allgemeinpraktiker und seine depressiven Patienten. Huber, Bern–Stuttgart–Wien 1981

Kielholz, P., Adams, C. (Hrsg.): Antidepressive Infusionstherapie. Thieme, Stuttgart–New York 1982

Kielholz, P., Adams, C. (Hrsg.): Vermeidbare Fehler in Diagnostik und Therapie der Depression. Deutscher Ärzte-Verlag, Köln–Lövenich 1984

Kielholz, P., Adams, C. (Hrsg.): Tropfinfusionen in der Depressionsbehandlung. Thieme, Stuttgart–New York 1984

Klinger, W.: Arzneimittelnebenwirkungen. Fischer, Stuttgart 1987

Klotz, U.: Tranquilantien. Therapeutischer Einsatz und Pharmakologie. Wiss. Verlagsges., Stuttgart 1985

Kunz, J., Schreiner, W. E.: Pharmakotherapie während Schwangerschaft und Stillperiode. Thieme, Stuttgart–New York 1982

Langer, G., Berner, T.: Psychopharmakologisches Seminar. Maudrich, Wien 1981

Langer, G., Heimann, H. (Hrsg.): Psychopharmaka. Grundlagen und Therapie. Springer, Berlin–Heidelberg–New York 1983

Laux, G.: Infusionstherapie bei Depressionen. Hippokrates, Stuttgart 1987

Laux, G.: Psychopharmaka. Fischer, Stuttgart 1988

Laux, G.: Chronifizierte Depressionen. Enke, Stuttgart 1986

Linde, E. K.: Psychothek. Selbstverlag, Landau 1984

Linde, O. K.: Du und das Arzneimittel. pharmainform, Landau 1984

Linde, O. K. (Hrsg.): arznei aktuell 1986. Schmitt, Landau 1986

Linden, M., Manns, M.: Psychopharmakologie für Psychologen. O. Müller, Salzburg 1977

Lüth, P.: Das Medikamentenbuch für den kritischen Verbraucher. Rowohlt, Reinbek 1980

Matussek, N., Hippius, H.: Tabulae Psychiatricae et Psychopharmacologicae. Aesopus, Basel–Wiesbaden 1984

May, J.: Achtung Nebenwirkung! Verlag für Grundlagenwissen, Wemding 1983

Müller-Oerlinghausen, W., Greil, W. (Hrsg.): Die Lithium-Therapie. Nutzen, Risiken, Alternativen. Springer, Berlin–Heidelberg–New York–Tokyo 1986

Nissen, G., Eggers, Ch., Martinius, J.: Kinder- und jugendpsychiatrische Pharmakotherapie. Springer, Berlin–Heidelberg–New York–Tokyo 1984

Nord, D.: Arzneimittelkonsum in der Bundesrepublik Deutschland. Enke, Stuttgart 1976

Payk, Th. R.: Therapie psychischer Erkrankungen. Hippokrates, Stuttgart 1982

Platz, W. E., Bartsch, H. M.: Psychopharmaka bei psychiatrischen Erkrankungen. Vieweg, Braunschweig 1987

Pöldinger, W.: Kompendium der Psychopharmakotherapie. Ed. Roche, Basel 1982

Pöldinger, W. (Hrsg.): Aktuelle Aspekte der Depressionsbehandlung. Huber, Bern 1983

Pöldinger, W., Schmidlin, P., Wider, F.: Index Psychopharmacorum. Huber, Bern–Stuttgart–Wien 1983

Pöldinger, W., Wider, F.: Tranquilizer und Hypnotika. Fischer, Stuttgart 1985

Pöldinger, W., Wider, F.: Die Therapie der Depressionen. Deutscher Ärzteverlag, Köln–Lövenich 1986

Pressestelle der Heilberufe Baden-Württemberg (Hrsg.): Patienten-Handbuch. Gelu-Verlag, Gammertingen 1984

Rafaelsen, O. J., Helmchen, H.: Depressionen, Melancholie, Manie. Thieme, Stuttgart 1982

Rafaelsen, O. J., Müller-Oerlinghausen, B., Hollister, L. E.: Psychopharmaka. Thieme, Stuttgart 1983

Rathscheck, R.: Konfliktstoff Arzneim. Suhrkamp, Frankfurt 1975

Rudolf, W. A. E.: Therapieschemata für die Psychiatrie. Urban & Schwarzenberg, München–Wien–Baltimore 1987

Rüther, E., M. Berger (Hrsg.): Depression – Schlaf – Antidepressiva. Perimed, Erlangen 1987

Saller, R. und Mitarb.: Praktische Pharmakologie. Schattauer, Stuttgart 1987

Schicke, R. K.: Sozialpharmakologie. Kohlhammer, Stuttgart 1976

Schou, M.: Lithium-Behandlung in der manisch-depressiven Krankheit, Thieme, Stuttgart–New York 1986

Scholz, W.: Arzneimittelwechselwirkungen. Scholz-Liste. Thieme, Stuttgart–New York 1984

Selbach, H. (Hrsg.): Pharmako-Psychiatrie. Wiss. Buchgem., Darmstadt 1977

Spector, R., Rogers, H., Roy, D.: Psychiatrie. Pharmakotherapie und Beratung. Deutscher Ärzte Verlag, Köln 1987

Spiegel, R., Aebi, H.-J.: Psychopharmakologie. Kohlhammer, Stuttgart–Berlin–Köln–Mainz 1981

transparenz-telegramm 1987/88. A. V. I. Arzneimittelverlag, Berlin 1986

Weber, E., Gundert-Remy, U., Schrey, A.: Patienten-Compliance. Witzstrock, Baden-Baden 1977

Weber, E.: Taschenbuch der unerwünschten Arzneiwirkungen. Fischer, Stuttgart 1987

Wedler, H.-L.: Der suizidgefährdete Patient. Hippokrates, Stuttgart 1987

Weiss, R. F.: Lehrbuch der Phytotherapie. Hippokrates, Stuttgart 1985

Wichtl, M.: Teedrogen. Wiss. Verlagsges., Stuttgart 1984

Woggon, B.: Prognose der Psychopharmakotherapie. Enke, Stuttgart 1983

Wolfersdorf, M., Straub, R., Hole, G. (Hrsg.): Depressiv Kranke in der psychiatrischen Klinik. Roderer, Regensburg 1984

Wolfersdorf, M., Witznick, G.: Therapie mit Antidepressiva. Fischer, Stuttgart 1985

Wolfersdorf, M., Wohlt, R., Hole, G. (Hrsg.): Depressionsstationen. Roderer, Regensburg 1985

Sachverzeichnis